하루 3분 두피 건강과 탈모 예방을 위한
두피 마사지

* 도움 주신 분들
제품 협찬 : 경희대학교 한방재료가공 학교기업
헤어 & 메이크업 : 정현정 파라팜
의상 : 아디다스 코리아

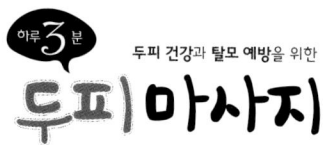

하루 3분 두피 건강과 탈모 예방을 위한
두피 마사지

펴낸날 초판 1쇄 2010년 10월 15일 | 초판 2쇄 2011년 4월 15일

지은이 이태후 · 정지행

펴낸이 임호준
이사 이동혁 | 편집장 김소중 | 편집 윤은숙 나정애 오세은 최덕철 윤세미
디자인 이지선 왕윤경 | 마케팅 강진수 이유빈 | 경영지원 김의준 나은혜 | e-비즈 표형원 공명식 최승진

펴낸곳 비타북스 | 발행처 ㈜헬스조선 | 출판등록 제2-4324호 2006년 1월 12일
주소 서울특별시 중구 태평로1가 61 | 전화 (02) 724-7636 | 팩스 (02) 722-9339
홈페이지 www.vita-books.co.kr 블로그 blog.naver.com/vitabooks

ⓒ 이태후 · 정지행, 2010
사진 신지호 | 일러스트 김희경 | 디자인 문예진

이 책은 저작권법에 따라 보호를 받는 저작물이므로 무단 전재와 무단 복제를 금지하며,
이 책 내용의 전부 또는 일부를 이용하려면 반드시 저작권자와 ㈜헬스조선의 서면 동의를 받아야 합니다.

ISBN 978-89-93357-41-7 13690

※ 책값은 뒤표지에 있습니다. 잘못된 책은 바꾸어 드립니다.

하루 3분

두피 건강과 탈모 예방을 위한

두피 마사지

이태후·정지행 지음

비타북스

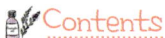 Contents

Part 01 왜 머리카락이 빠질까

- 10 혹시 나도 탈모일까?
- 14 탈모증의 형태와 특징
- 17 머리카락이 빠지면 무조건 탈모인가?
- 20 탈모를 일으키는 원인
- 22 탈모증의 3가지 주요 동반 증상
- 24 탈모는 유전이다?
- 26 여자는 대머리가 없다?
- 28 여자 대머리지수 체크하기
- 31 탈모를 부르는 잘못된 습관 7가지

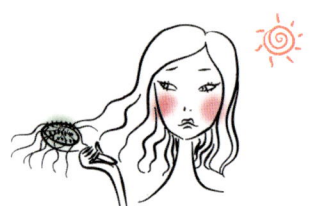

Part 02 나는 얼마나 심각한 탈모일까

- 36 탈모증 자가 진단 프로세스
- 37 일상생활 체크리스트
- 40 탈모 정도 확인하기
- 44 나는 어떤 타입의 탈모일까?
- 45 타입 A, 일시적 과로로 인한 탈모
- 49 타입 B, 신체 밸런스가 깨진 허증 탈모
- 55 타입 C, 두피와 안면부 열감으로 인한 탈모
- 61 타입 D, 다른 질병을 동반하는 탈모

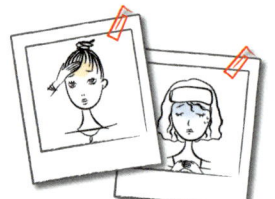

Part 03 아름다운 모발을 위한 삼삼한 비법

3분 두피 경혈 마사지

- 72 두피 피로 풀어주기
- 74 손상된 머릿결 회복시키기
- 76 머리빗으로 두피 두드리기
- 78 샴푸 효과 두 배로 UP시키기(1)
- 80 샴푸 효과 두 배로 UP시키기(2)
- 81 팔의 경혈 마사지
- 82 다리의 경혈 마사지

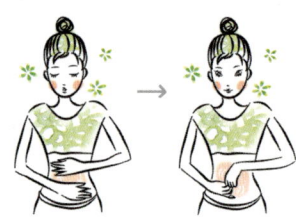

3분 두피 체조
- 85 혈액순환을 위한 머리 운동
- 86 머리카락이 덜 빠지는 어깨·목 운동
- 87 스트레스 풀어주는 턱관절 운동

3분 두피 호흡과 장 운동
- 89 속 풀어주는 두피 호흡과 장 운동
- 90 소화기 심층 마사지

Part 04 증상에 따른 탈모 탈출 기체조

혈액순환을 돕는 탈모 탈출 기체조
- 98 증상에 따른 탈모 탈출 기체조 한눈에 찾아보기
- 100 온몸에 산소 공급하기
- 102 거북이 등 펴기 동작으로 만성 피로 해소시키기
- 104 목·두피 긴장 풀어주기
- 108 목·어깨·등 긴장 풀어주기
- 110 숙면으로 유도하기(1)
- 112 숙면으로 유도하기(2)
- 114 호흡 기능 강화시키기
- 116 장 운동으로 변비 해소시키기
- 118 생리불순 해결하기(1)
- 120 생리불순 해결하기(2)
- 122 갑상선 기능 강화시키기

Part 05 내 두피에 맞는 관리법
- 126 브러싱은 어떻게 해야 할까?
- 129 샴푸는 어떻게 하는 것이 좋을까?
- 132 두피 타입에 따른 관리
- 137 집에서 하는 헤어 손질법

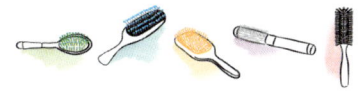

Part 06 탈모를 예방하는 식생활 제안
- 148 탈모를 예방하는 생활 수칙
- 150 탈모를 일으키는 음식
- 154 탈모를 예방하는 중요 영양소와 음식
- 162 탈모 예방을 위한 일주일 식단

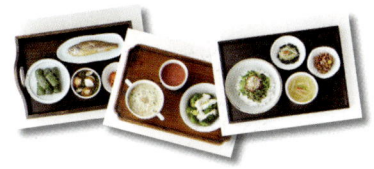

🌿 들어가며

꽃보다 아름다운
모발 美人이 되는 그 날까지

대한민국에서 '대머리' 하면 나이 지긋이 먹은 노총각이나 자린고비, 옹고집의 이미지 등 인식이 좋지 못하다. 하지만 탈모는 나이와 성별을 가리지 않는다. 나이가 많든 적든, 남성이든 여성이든, 자신도 모르게 어느샌가 심각해져 있는 것이 탈모다.

실제 진료실을 찾는 탈모 환자의 상당 부분은 젊은 여성이다. 남성 탈모와 다르게 여성 탈모의 경우 현재까지는 모발 이식을 할 정도는 아닌 탈모증을 개선하기 위한 구체적인 방법이 별로 없다고 알려져 있다. 환자 입장에서 보면 하루가 다르게 빠른 속도로 진행되고 있는 탈모를 모발을 이식할 수준까지 기다릴 수도 없으니, 답답한 노릇이다.

전문가들도 진단하기에 따라서는 탈모증을 감별하고 분류하여 정확하게 진단하는 것이 쉽지 않다. 하지만 임상을 하다보면 탈모증 환자들은 탈모증 외에 특이한 증상 패턴들이 있고 이를 개선하기 위한 치료와 처방을 적용했을 때 70% 이상이 치료를 경험한다. 이 경험을 바탕으로 탈모의 정도와 관계없이 일상적인 생활 관리를 통하여 쉽게 탈모를 멈추고 빠른 회복을 얻어낼 수 있는 방법을 정리했다.

이 책은 탈모 유형을 판별하는 자가 진단법, 3분 동안 간단하게 따라할 수 있는 마사지·체조·장 운동, 증상에 맞게 일상에서 쉽게 할 수 있는 기체조 운동법과 관리법, 탈모를 예방하고 치료할 수 있는 식생활 제안 등 실질적인 해결책을 제시한다. 물론 책 중간 중간에 난치성 탈모거나 문제가 있을 수 있는 탈모 증상의 경우 전문의료인의 치료 및 조언을 받을 것을 기재하였으니 심각한 문제가 있는 사람은 반드시 전문 진단을 받은 후 자가 관리법을 따라할 것을 추천한다. 일반인들의 기준에 맞춰 기술했기 때문에 전문가들이 보기에는 다소 부족하거나 의견이 다른 부분이 있을 수 있다. 이런 점은 적절하게 지적하면 추후 반영하기로 하겠다.

마지막으로, 이 책이 나올 때까지 많은 도움을 준 경희대학교 향장의약연구실의 박상용, 신헌섭, 양정은 박사연구원, 그리고 손수진 부원장에게 고마운 마음을 가득 보내며 끝을 맺는다.

2010. 10. 이태후·정지행

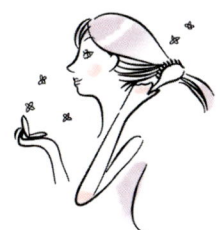

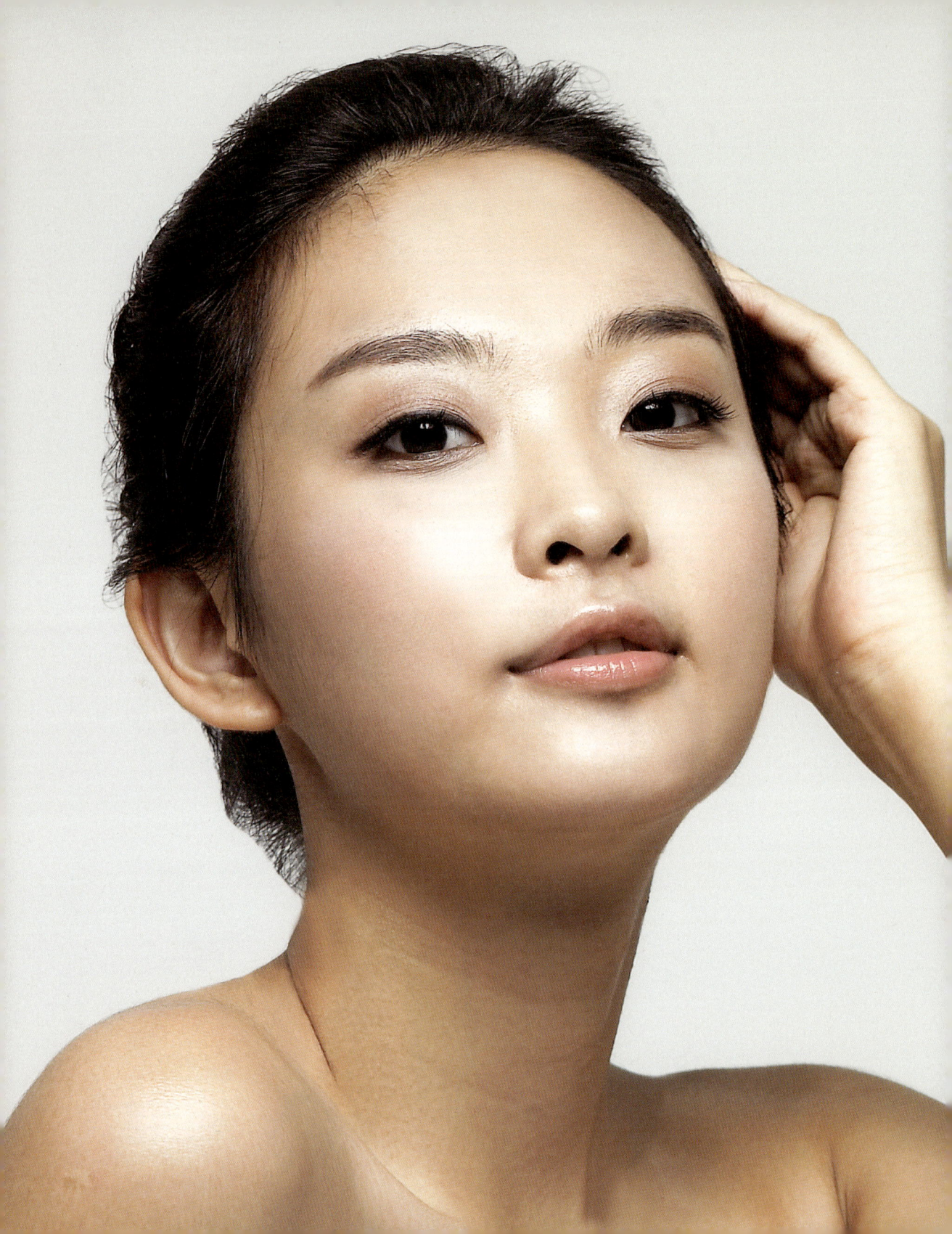

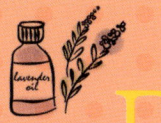

Part 01
왜 머리카락이 빠질까

탈모는 정상적으로 머리카락이 있어야 할 부위에서 머리카락이 빠지는 질환을 총칭하는 말이다. 남성형 탈모, 원형탈모, 휴지기 탈모 등이 있는데, 최근에야 탈모의 원인이 각종 연구를 통해서 조금씩 밝혀지고 있다.

혹시 나도 탈모일까?

탈모로 스트레스를 받는 사람은 아주 심한 대머리 타입이 아니다. 오히려 외형적으로 심한 탈모로는 보이지 않지만, 스스로 머리카락이 많이 빠진다 느끼거나 걱정하는 사람이다. 탈모증의 원인은 유전적 요인 + 호르몬의 영향 + 노화의 상호작용으로 볼 수 있다. 이 책에서는 건강한 몸 상태를 만들어 호르몬 변화를 젊고 건강하게 유지하고, 노화를 방지하여 유전적 성향이 있는 사람이라 해도 탈모가 늦게 발현되고 경우에 따라서는 일정 정도 회복을 유도하고자 한다. 이 책에서 알려주는 '두피 마사지와 탈모 탈출 비법'은 탈모가 심한 사람이든 심하지 않은 사람이든 모두 적용할 수 있다. 우선 당신의 머리는 탈모로부터 안전한지 간단히 체크해보자. 다음 체크리스트 중 서너 개 이상의 항목에 해당사항이 있다면 당신은 지금 탈모 초기 증세라고 의심할 수 있다. 또 대여섯 개 이상의 항목이 당신에게 해당된다면 본격적인 탈모 치료가 필요하다.

그 이상의 문항에 대해서도 동의하는 항목이 있다면, 당신의 두피에는 빨간불이 켜진 것이다. 하지만 걱정만 할 일은 아니다. 왜냐하면 당신은 지금 대머리가 되기 직전에 탈출하는 방법을 얻게 되었으니까.

CHECK LIST

탈모 정도
- ☐ 아침에 일어나면 베개에 머리카락이 한 움큼씩 빠져 있다.
- ☐ 머리카락이 가늘어지고 힘이 없다.
- ☐ 최근 머리숱이 눈에 띄게 줄었다.
- ☐ 빗질을 할 때, 머리를 감을 때, 머리카락이 많이 빠진다.

탈락모발 상태
- ☐ 머리카락 뿌리 쪽이 둥글지 않고 가늘어져 힘이 없다.
- ☐ 머리카락이 빠지고 나면 새로 나지 않는 것 같다.
- ☐ 새로 난 머리카락이 가늘고 약해서 솜털 같다.
- ☐ 머리카락이 술술 빠지는 것 같다.

가족력·두피 건강 상태
- ☐ 가족 중에 대머리인 사람이 있다.
- ☐ 두피를 만지면 딱딱해서 남의 살같이 느껴진다.
- ☐ 갑자기 비듬이 많아졌다.
- ☐ 두피와 모발에 기름이 많이 낀다.
- ☐ 두피의 가려움증이 심해졌다.
- ☐ 안면부, 머리 쪽에 열감이 있다.
- ☐ 최근 피부와 손톱, 발톱이 거칠어졌다.

Result

체크 개수 1~2

녹색 신호

탈모를 크게 걱정하지 않아도 된다. 하지만 방심은 금물. 지금 당신의 머리카락과 두피는 상당히 피로해진 상태다. 조금 더 마음을 편히 갖고, 충분한 수면과 규칙적인 식사습관을 가지도록 노력하고 커피나 담배 등을 일단 끊어볼 것을 권한다.

Result

체크 개수 5~6

주황색 신호

탈모 예방에 대한 본격적인 관리가 필요한 단계다. 하지만 외형적으로는 심화된 탈모패턴의 모습이 보이지 않는 경우가 많기 때문에 방심하고 관리를 소홀히 하기가 쉽다. 주황색 신호에 해당되는 사람은 충분한 수면을 취하는 등의 생활관리, 모발 및 두피의 관리, 적절한 운동 및 체조 그리고 영양 및 음식에도 신경을 써야 한다.

첫째, 머리카락에 좋지 않은 음식은 모두 끊는다. 담배, 커피, 탄산음료, 인스턴트 음식, 기름기가 많은 음식, 너무 달거나 맵거나 혹은 짠 음식 등이다.

둘째, 영양을 골고루 섭취할 수 있는 식단으로 하루 세 끼를 규칙적으로 먹는다. 단백질과 비타민을 충분히 섭취하되 머리카락의 성장을 돕는 비타민 E가 많이 포함된 달걀, 호두, 땅콩을 먹도록 한다. 노폐물을 걸러내고 체액 순환을 돕기 위해 물을 충분히 마시는 것도 중요하다.

셋째, 푹 쉬고 매일 밤 11시에서 12시 이전에 숙면을 취한다.

Result

체크 개수 3~4

노란색 신호

두피의 피로도가 조금 심화된 상태지만 간단한 관리만으로 탈모 위험에서 벗어날 수 있으니 크게 걱정할 필요는 없다. 이 단계에 해당하는 당신에게 가장 필요한 대응책은 충분한 수면과 규칙적인 식사습관을 가지도록 노력하고, 모발과 두피를 위한 샴푸와 마사지를 하는 것이다. 매일 저녁 샴푸를 하면서 간단하게 두피 마사지와 체조를 하면 충분한 예방책이 될 수 있다.

Result

체크 개수 7개 이상

빨간색 신호

본격적인 치료가 필요하다. 두피 마사지, 음식, 휴식과 수면을 비롯해서 운동에 이르는 전반적인 관리를 정비한다. 이 단계는 이미 탈모가 심하게 진행되거나 상당히 진행됐을 가능성이 있으므로 전문가의 진료를 통하여 탈모증 외에 다른 원인 질환이 있는지 확인하고 관리를 해야 한다.

우선 과로하거나 무리가 되고 있는 현재의 일상생활을 재구성하는 전략이 필요하다. 경우에 따라서는 일을 바꾸거나, 휴가를 얻거나, 여행 등의 재충전이 필요하다. 운동은 유산소 운동을 기본으로 진행하면서 탈모에 도움이 되는 체조와 3분 정도의 마사지 그리고 호흡법을 통해 신진대사와 혈액순환을 촉진시키는 것이 좋다. 유산소 운동은 아침 일찍 혹은 저녁 무렵 집 근처의 공원을 매일 조깅하거나 산책하는 것이 가장 쉬운 방법이다. 빠른 피로 회복을 위하여 충분한 수면을 취하는 것은 필수다. 또한 영양 및 음식을 골고루 섭취할 수 있는 식단으로 하루 세 끼를 규칙적으로 먹는다.

탈모증의 형태와 특징

탈모증의 구분은 국소적으로 나타나는 원형 탈모와 안드로젠형 탈모, 전체적으로 나타나는 휴지기 탈모와 (전신성)원형탈모 등이 있다. 탈모 상태를 자각적으로 인지하기는 생각보다 쉽지 않다. 때때로 임상에서는 단순히 보는 것만으로 탈모가 어떻게 일어났나를 결정하는 것이 어려울 때가 있다.

♣ 남성형 탈모

"남자는 주변머리가 없고, 여자는 속알머리가 없다"는 말을 종종 쓴다. 이 말은 안드로젠형 탈모를 나타내는 좋은 표현이다.
안드로젠형 탈모는 우리가 흔히 보고 떠올릴 수 있는 탈모인데, 남성은 앞머리가 주로 빠지고 여성의 경우는 위 꼭지쪽(가르마선을 중심으로 두정부)이 주로 빠진다. 이는 유전적 성향이 강하고 호르몬과 노화의 영향에 의해서 더욱 심화되는 성향을 갖는다.

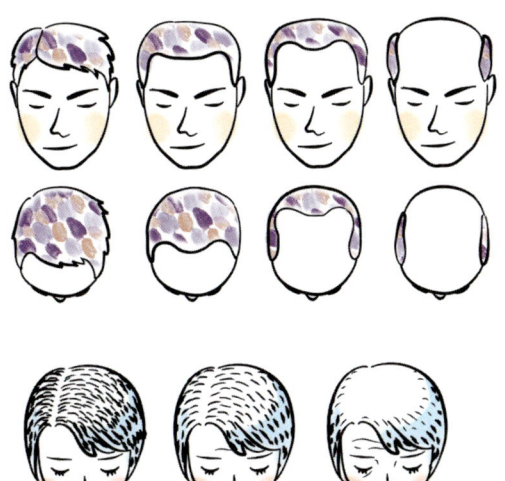

◀ 남성의 경우

◀ 여성의 경우

원형 탈모증은 머리카락이 둥글게 군데군데 빠지는 것이다. 조금 심한 패턴은 원형이 커지고 합쳐져서 특정 부위가 넓게 빠지거나 또는 전체적으로 빠지는 경우, 아주 심할 때는 전신의 털뿐만 아니라 솜털까지 없는 경우다. 현재까지 뚜렷한 원인은 알려져 있지 않지만 초기에는 스테로이드로 탈모가 있는 부위에 주사요법으로 치료하고 악성의 경우에는 면역억제제를 이용한다. 이밖에도 최근 미국 등의 일부 피부과 의사들이 시험적으로 독담쟁이 아이비(poison ivy) 등의 강력한 알레르기를 일으키는 천연물질을 응용한 탈모 치료를 시도한 연구 보고도 있다. 한방에서는 독성을 제거한 옻추출물 등을 응용하거나 홍화씨 기름, 벌독소를 응용한 면역자극 치료를 하기도 한다.

❖ 휴지기 탈모

휴지기 탈모는 주로 과로한 후, 열병 후, 출산 후, 영양 균형이 깨졌을 때, 잠을 못 자는 것이 원인이 되어 발병하는 탈모로 원인이 제거된 후 일정 시간이 지나면 빠른 속도로 머리카락이 다시 자라난다.

만약 지속적으로 탈모가 진행된다면 적극적으로 탈모의 원인이 될 만한 환경인자를 찾아서 바꾸고 조절해야 한다. 어떤 경우에는 원인을 잘 알 수 없고 만성적인 피로감과 식욕부진 등이 계속해서 남는 경우도 있는데 이럴 때는 전문가에게 진단을 받아보는 게 좋다. 여성들이 흔히 느끼는 대표적인 휴지기 탈모는 출산과 동반된 탈모다. 임신을 하면 탈모가 점차 멈추다가, 출산 후 그동안 멈추었던 모발들이 빠지기 시작한다. 이러한 탈모 현상은 출산 후 6개월이 지나면서 점차 멈추고 정상적으로 회복된다. 유산을 하거나 인공적인 중절수술을 받은 경우에도 탈모가 진행되곤 한다.

> **Plus Tip** 탈모증이 나으려면 얼마나 걸릴까?
>
> 우리 몸의 대부분 활동은 자율신경의 지배를 받는다. 예로 체온, 땀의 배출을 들 수 있다. 이러한 자율신경의 기능에 문제가 생긴 후 새로운 습관을 길들여 회복하는 데는 최소 2주 이상의 시간이 필요하다고 한다. 탈모 환자는 소화기 계통 기능 저하, 안면부 열, 수면 패턴 등에 변화가 있는 것이 일반적이다. 특히 열은 위장 관련 문제가 있거나, 한의학적으로 지나치게 긴장을 많이 해서 쉽게 열이 오르는 사람에게 많이 나타난다. 특히 술은 열을 올리고 자율신경 조절 기능에 문제가 발생할 수 있으므로 탈모증에 부정적이다. 자율신경 조절 기능을 개선하기 위해서는 2주 이상 노력해야 한다.

머리카락이 빠지면 무조건 다 같은 탈모인가?

탈모는 정상적으로 머리카락이 있어야 할 부위에서 머리카락이 빠지는 질환을 총칭하는 말이다. 남성형 탈모, 원형 탈모, 휴지기 탈모 등이 있는데, 탈모의 원인은 최근에야 각종 연구를 통해서 조금씩 밝혀지고 있다.

머리카락은 활동적으로 성장하는 성장기(2~6년), 성장을 멈추게 되는 퇴행기(2~4주), 서서히 빠질 준비를 하면서 다시 성장기를 준비하는 휴지기(3~4개월)의 모발 주기를 갖는다. 건강한 정상 성인의 경우 전체 머리카락 중 성장기에 속하는 머리카락은 대략 85~90%, 휴지기와 퇴행기에 속하는 머리카락은 10~15% 정도다. 즉, 탈모는 성장기 머리카락이 정상적인 주기 패턴을 벗어나서 지나치게 빠르게 퇴행기와 휴지기로 전이되는 것을 의미한다.

통계에 따라서 약간 다르지만, 우리의 모발은 약 10만 개 정도로 알려져 있다. 그 중 탈락이 진행되는 휴지기 모발은 1만 개다. 이를 대략적인 휴지기 기간인 100으로 나누어봤을 때 하루에 100개 정도의 모발이 빠지는 것이 정상 탈모라고 볼 수 있다. 그러나 100개 이상의 모발이 지속적으로 빠지는 경우라면 정상적인 탈모보다 더 많이 탈모가 진행된 상태라고 볼 수 있다. 탈락모의 개수를 기준으로 탈모를 바로 판단하는 것은 무리가 있을 수 있지만 하루 100개 이상의 모발이 탈락된다면 적극적인 관리가 필요하다.

▼ 모발 생장주기

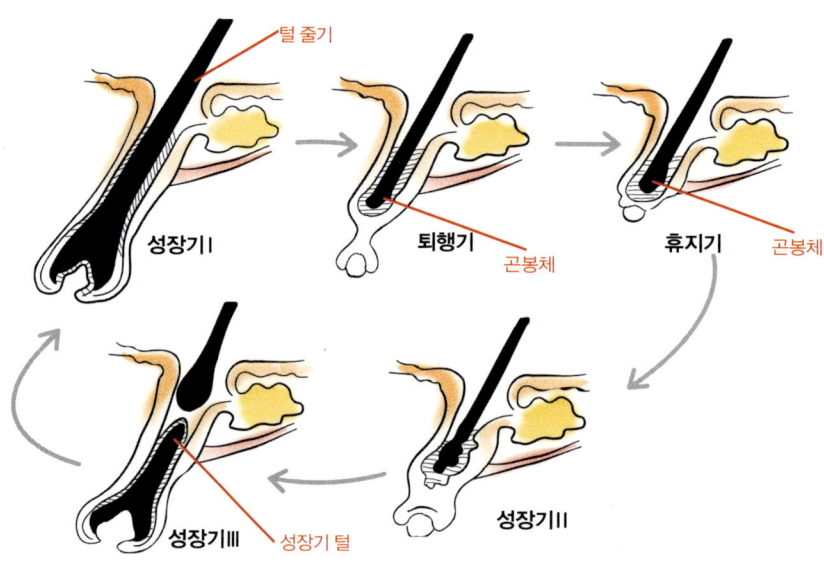

안드로젠성 탈모증은 남성과 여성 모두 유전과 상관이 많다고 알려져 있다. 남성에게는 앞이마머리가, 여성에게는 전체적으로 탈모가 일어난다. 탈모증을 유전으로만 본다면 관리하여 개선될 수 없겠지만, 이런 탈모증이 노화와 호르몬의 영향을 복합적으로 받게 된다면 자가적인 노력을 통하여 충분히 개선될 여지가 있다.

특히 원형 탈모의 경우 면역과 상관관계가 많다. 모낭은 '면역의 특구'라고 알려져 있는데 여러가지 원인에 의해 모낭 주위에 비정상적인 면역과잉반응이 나타나게 되어 탈모가 발생하는 경우다. 어린 아이의 원형 탈모나 전신의 탈모증은 일반적으로 치료나 개선이 쉽지 않겠지만 자가적인 노력을 통하여 면역 능력을 조절할 수 있다면 탈모 탈출은 가능할 것이다.

휴지기 탈모의 경우는 1~3개월 이내에 충분히 자가적인 노력을 통하여 개선되고 아주 빠르게 회복될 수 있다.

탈모로 걱정하는 젊은 사람 중에는 안드로젠형 탈모증, 원형 탈모증, 휴지기 탈모증이 아닌 지루성 두피염으로 인한 탈모가 있는 경우가 상대적으로 많다. 이 경우 두피의 염증으로 인하여 모발이 지나치게 많이 휴지기 모발로 전환되어 빨리 빠지게 되기 때문에 외관으로 탈모가 심하게 느껴질 수 있으나, 탈모 자체보다는 지루성 두피염이 발생하는 몸 상태를 개선하기 위한 노력을 하게 되면 자연히 탈모증이 좋아지게 된다.

탈모로 고민하는 사람들 중에는 과다하게 머리를 꽉 묶고 다니거나, 꽉 끼이는 모자를 쓴다거나, 자신도 모르게 머리를 잡아당기는 습관 등이 있는 경우가 있다. 이 경우는 습관을 교정하는 것이 탈모증의 관리에 우선적으로 필요하다.

Plus Tip 탈모 치료가 어려운 이유 5가지

첫째, 모발의 주기적 특성을 잘 이해해야만 관리가 가능하다.
둘째, 탈모증의 객관적인 진단이 쉽지 않다.
셋째, 탈모증 치료 경과를 평가하는 데 시간이 오래 걸리고 객관성을 유지하기가 쉽지 않다.
넷째, 심한 탈모증의 경우 정신적인 영향을 받고 있다.
다섯째, 탈모의 원인 질환이 다양하다.

탈모를 일으키는 원인

최근 탈모 원인에 대한 연구를 보면 탈모는 호르몬뿐 아니라 신경-면역학적인 이상에 의한 원인, 그리고 혈액의 순환에 의한 원인 등이 다양하게 관련되어 있다고 한다. 현재까지 알려져 있는 탈모의 원인은 유전적 소인, 내분비장애, 바이러스 감염, 외상, 혈관운동장애, 정신적 외상, 탈모 유발 약물의 복용 등 다양하다. 그러나 임상적으로는 탈모증을 치료할 때 탈모증과 직접적으로 관련되어 있는 두피 및 모발이상을 살피는 것뿐 아니라 전신적으로 일어나는 동반 증상 그리고 정신과적 증상까지도 감안해야 탈모증을 제대로 치료할 수 있다.

일반적으로 탈모증과 정신적인 스트레스의 상관성은 6.7%에서 96%에 이르기까지 다양하게 보고되고 있다. 탈모증을 치료하다보면 탈모 환자의 상당수는 예민해져 있고 감정의 기복이 심한 경향을 보이기 때문에 치료를 할 때 정서적인 안정과 적절한 호흡법, 명상법, 그리고 운동요법을 추천하여 관리하는 것이 상당부분 필요하다.

특히 잘 치료되지 않는 만성의 원형 탈모증에서는 탈모가 나타나기 전에 갑자기 정신적인 충격을 받거나 만성적인 스트레스를 경험한 사람이 많기 때문에 정신과적인 관점에서의 관리를 같이 하는 게 더욱 효과적이다.

또한 이러한 원인과 함께 과거력, 초발연령, 가족력, 사춘기, 임신, 폐경, 외부 호르몬 등의 변화도 꼭 살펴서 관리해야 한다. 특히 여성에게서 임신과 폐경 그리고 호르몬의 변화를 줄 만한 약물이나 환경에의 노출 정도는 꼭 확인해서 문제가 있다면 개선을 고려해야 한다.

영양과 관련해서는 단백질이나 필수지방산 섭취의 부족은 아주 빠른 시간 내에 탈모를 유발한다고 알려져 있다. 멸치나 생선류, 육류, 콩과 두부, 잣이나 호두 같은 식품을 적절하게 섭취하는 것이 도움을 줄 수 있다.

또한 지나친 다이어트로 인한 영양 불균형도 탈모의 원인이 될 수 있으니 최근에 탈모가 발생했다면 원인의 하나로서 의심해볼 만한 일이다. 다이어트를 시행할 때 일방적인 영양섭취의 제한을 통한 다이어트는 일시적으로 체중을 줄이지만, 일정시간이 지난 후 결과적으로는 근육량은 줄어들고 체지방량이 늘어나게 되어 몸이 더욱 약해지니 주의해야 한다. 생활인자 가운데에서는 식품, 커피, 녹차 등과도 상관이 있다. 우리가 즐겨 먹는 종합비타민은 아무런 문제가 없을 것 같지만, 연구보고에 의하면 경우에 따라서 종합비타민 안에 들어 있는 미량 광물성 물질들도 철분 흡수를 상대적으로 방해하면서 탈모를 일으킬 수 있다고 한다.

탈모증의 3가지 주요 동반 증상

탈모 환자를 상담하다보면, 크게 세 가지 공통점이 있다. 첫째는 소화장애나 식욕부진, 둘째는 안면부 열감, 셋째는 어깨-턱-목으로 이어지는 부위의 긴장과 통증이다.

탈모 환자에게서 탈모 증상 외에 임상적인 동반 증상을 조사한 연구 결과에 따르면 탈모 환자의 약 47%는 소화기장애나 만성피로를 가지고 있고 안면부 열감을 느끼는 탈모 환자는 약 26% 정도다. 남성 탈모증의 경우 두피 및 안면부 열감, 두피 통증, 두피 염증 등이 탈모증 외의 주호소증인 경우가 약 77% 정도다. 여성의 경우에는 78%가 주로 허증으로 분류되는 소화기 이상, 만성 허약증 등을 호소한다고 보고되어 있다. 그러나 상당수의 환자들은 탈모증과 동반되는 증상이 뚜렷하지 않아 전문가가 굳이 감별하여 분류하지 않으면 확실하게 표가 나지 않는 경우도 많다.

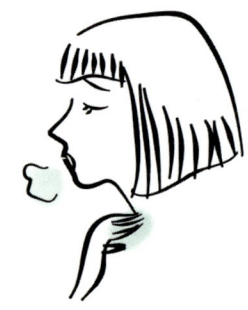

탈모를 심각하게 고민하고 탈모 전문가를 방문하여 탈모증을 치료받는 데 적극적인 대부분의 사람들은 특히 소화기 이상을 강하게 호소하면서 동시에 두피와 안면부에 열이 많이 나타나는 증상이 강한 경우가 많다.

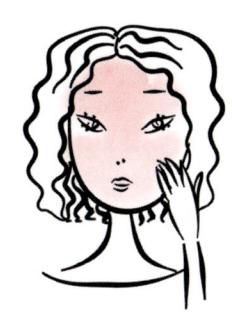

저자의 임상적 통계와 경험을 바탕으로 판단하면 탈모증을 예방하기 위해서는 소화기 장애와 만성피로감을 우선적으로 조절해야 한다. 또한 규칙적인 식사와 충분한 수면을 취해야 한다. 식생활 패턴이 망가지면 쉽게 피로해지고 전신과 피부 및 모발에 영양이 충분하게 공급되지 않아 모발이 힘을 잃고, 충분한 수면을 취하지 못하면 면역기능이 약해져 탈모가 되기 쉽기 때문이다.

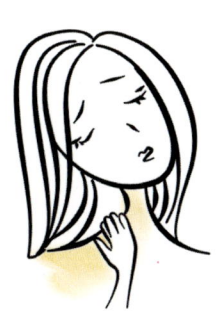

> **Plus Tip** 탈모증과 동반되는 증상이 개선되려면 얼마나 시간이 걸릴까?
>
> 탈모 환자는 소화기 계통 기능 저하, 안면부 열감, 수면 패턴 등에 변화가 있는 것이 일반적이다. 특히 열은 위장 관련 문제가 있거나, 한의학적으로 지나치게 긴장을 많이 해서 쉽게 열이 오르는 엔진 과열 상태인 사람에게 많이 나타난다. 이러한 탈모증과 동반된 자율신경의 이상 증상을 개선하기 위해서는, 새로운 습관을 길들여 정상상태를 회복하는 데까지 최소 2~3주 이상 노력해야 한다.
>
> 여성의 경우는 상당부분 개선된다 하더라도 월경이 3번 정도 지나는 동안(약 3개월 정도) 좋아졌다가 다시 나빠지는 것을 반복한다. 하지만 좋은 식습관, 수면 습관, 운동습관 등을 꾸준히 반복하여 노력하면 3개월 후에는 전체적인 몸 상태가 좋아지게 된다.

탈모는 유전이다?

"**탈**모는 유전 아닌가요? 우리 가족 중에는 탈모가 없는데 왜 나만 탈모인가요?"라는 질문을 많이 받는다.

탈모와 유전과의 상관관계는 분명히 있다고 알려져 있다. 그러나 같은 집안 형제라 해도 작은아버지는 대머리가 아닌데 아빠만 탈모가 심하게 진행되었다든지, 부모 세대는 탈모를 겪은 사람이 별로 없는데 아들 세대에는 모두 탈모를 겪는 경우도 있다. 그러면 왜 같은(유사한) 유전적 조건이라도 차이가 있을까? 또 형제라 해도 시기적으로도 20세 때부터 탈모이거나 50대에 탈모가 시작되거나 하는 차이가 있는 걸까?

학자에 따라서는 탈모가 진행되는 것을 노화의 일종으로 해석하고 있다. 같은 조건이지만 머리카락이나 모낭이 보다 빨리 늙는 조건(예를 들어 수면이 부족하거나, 영양이 부족하거나, 운동이 부족한 경우) 또는 어떤 원인에 의해 두피 부위에 혈행이 좋지 않은 조건 등을 통하여 모발과 모낭이 빨리 퇴화되는 것이다.

우리 주변엔 나이보다 10년 젊어 보이는 사람이 있기도 하고, 나이보다 10년 늙어 보이는 사람이 있기도 하다. 이런 차이는 어디에서 오는 것일까? 나이보다 10년도 더 늙어 보이는 사람은 자신이 가진 에너지를 너무 소진하거나 영양이나 스트레스, 피로가 지나치게 누적되어 나이보다 훨씬 늙어 보이는 것이다. 반면에 나이보다 훨씬 젊어 보이는 사람은 타고나기를 동안인 사람이거나 건강이 탁월하게 좋은 사람들로서 주름도 잘 생기지 않는다.

이렇듯이 탈모도 타고나기를 탈모가 되기 쉽게 타고나거나 또는 모발에 좋지 않은 환경과 조건 속에서 생활하는 사람의 경우 탈모가 빨리 진행된다. 반대로 본인이 느끼든지 느끼지 못하든지 일정 이상의 건강 상태를 지속적으로 유지하는 경우에는 탈모가 늦게 일어난다. 즉, 탈모가 빨리 일어나는 조건은 노화가 빨리 일어나는 조건과 같고, 반대로 탈모가 잘 발생하지 않는 조건은 건강하면서 늙지 않는 조건과 같다고 볼 수 있다.

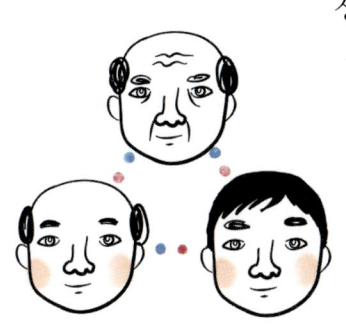

Plus Tip 아빠가 대머리면 아들도 대머리일까?

탈모 환자 직계 가족에서의 탈모증 유무를 조사한 연구를 참조하면 여성의 경우 가족력이 없는 경우가 많았으나 남자는 가족력이 탈모증에도 영향을 미치는 것으로 나타났다.
또한 안드로젠형 탈모증은 가족력이 있는 경우가 없는 경우에 비해 2.3배 더 발생률이 높았던 반면, 휴지기 탈모증과 원형 탈모증은 가족력이 없는 경우가 가족력이 있는 경우보다 각각 6배, 2배 더 많이 발생하였다. 반면 여성의 경우 가족력은 탈모증 유형에 큰 영향을 미치지 않는 것으로 나타났다.
머리카락마다 달고 있는 피지선이 너무 커지거나 그로 인해 머리에 기름이 너무 많이 생겨서 늘 머리가 가렵고 머리를 감을 때 머리카락이 빠지는 지루성 탈모증은 가족력이 있는 경우와 없는 경우 모두 거의 차이가 없었다.

여자는 대머리가 없다?

탈모증을 고민하는 사람은 중년 남성만이 아니다. 오히려 청소년기 학생부터 20~30대 초반의 청년층이 더 많다. 모발이 많이 빠지는 것을 고민하는 시점은 탈모를 눈으로 확인하는 시점보다는, 아직 눈으로는 식별이 안 되지만 상대적으로 많이 빠지는 것을 느끼는 시점이다. 그러므로 20~30대부터 모발이 빠지지 않도록 잘 관리해야 한다.

탈모 인구는 전체 인구의 약 15~20% 정도다. 이 비율은 남성뿐 아니라 여성의 경우에도 약간 적거나 비슷하다고 알려져 있다. 여성의 탈모는 남성형 탈모증(androgenic alopecia), 원형 탈모증도 있지만, 탈모증의 상당 부분은 휴지기 탈모증과 같이 발생하는 경우가 많다. 영양, 열병, 피로 등이 동반되어 많이 발생한다고 알려진 휴지기 탈모 패턴은 생활습관과 관련된 경우가 많다. 때문에 규칙적인 식사와 충분한 수면을 유지하고 과로를 피하는 것이 중요하다. 여성 탈모증과 관련된 동반 증상을 조사한 보고에 의하면, 여성 탈모 환자 중 약 76%는 소화기장애와 만성피로증을 동반한다고 한다. 따라서 여성의 탈모증을 관리하기 위해서는 영양불균형, 휴식, 운동,

수면 등을 총체적으로 관리할 필요가 있다.

여성 탈모증을 가진 사람이 몸이 좋아지기 시작하면 탈모 증상이 줄어들 뿐 아니라 두피의 붉은 기운이 사라지고 비듬이나 각질 등이 없어지며 생리도 규칙적으로 회복된다. 또한 전반적으로 소화기 계통의 기능이 좋아지므로 뱃속이 편안해졌다고 느낀다. 평소 밥을 먹고도 늘 배가 거북해서 불쾌감을 느끼는 정도가 심한 경우에도 배변활동이 활발해진 것을 확실히 느끼게 된다. 어깨 부분의 뭉친 근육도 많이 가벼워지고, 얼굴에 붉은기가 줄면서 얼굴색이 많이 차분해져 주위 사람들로부터 얼굴색이 좋아졌다는 말을 많이 듣는다.

일반적으로 여성의 탈모증은 잠, 영양, 휴식, 스트레칭 등을 통하여 자가적으로 관리가 가능하다. 하지만 평소 체력이 허약한 여학생이나 월경 전후의 건강 상태 변화가 심한 사람은 탈모증을 걱정하기에 앞서 체력부터 보강해야 한다.

임상에서 탈모증을 호소하는 환자들은 의외로 비슷한 직업군에 속한 경우가 많다. 주로 그래픽 관련 업무로 컴퓨터를 밤새 하는 여성, 고시생, 수험생 등 긴장과 수면이 부족한 경우, 새로운 직장으로 전직하여 과다하게 긴장하고 잠을 잘 못 잔 경우가 많다. 회계사나 펀드 관련 업종같이 심하게 수면이 부족하거나 집중적인 스트레스를 반복하는 경우다.

여자 대머리지수 체크하기

여자가 웬 대머리냐고 할 수도 있겠지만 의외로 탈모를 겪는 여성은 많은 편이다. 상대적으로 남성은 앞머리쪽의 탈모가 많기 때문에 많이 관찰되고, 여성은 남성에 비하여 머리숱이 적어지면서 나타나는 탈모 타입이기 때문에 잘 드러나지 않을 뿐이다. 평소 머리를 잘 묶는다거나 가발을 써서 탈모가 적어 보이지만 여성의 탈모 비율은 인구의 15~20% 정도라고 추산되고 있다.

또한 여성의 탈모는 호르몬에 의한 원인으로는 해석되어지지 않는 다양한 원인이 있고 치료방법도 미녹시딜이라는 외용제는 있지만 내복약으로는 아직까지 인정된 것이 없다.

여성 탈모 치료의 1차 목표는 우선 모발의 증가보다는 현 상태에서 악화되는 것을 막는 데 목표를 두고 가늘어진 모발이 다시 회복될 수 있도록 하는 것이 대부분이다. 임상에서 여성 탈모환자들을 살펴보면 유전적인 원인뿐 아니라 항암치료, 육체적 스트레스(수술, 빈혈, 급속한 체중변화), 심리적 스트레스(큰 정신적 충격), 갑상선질환, 약물 부작용(비타민A 과다복용, 고혈압약 복용), 호르몬변화(임신, 피임약, 폐경기 후) 등이 원인이 되어 탈모가 발생

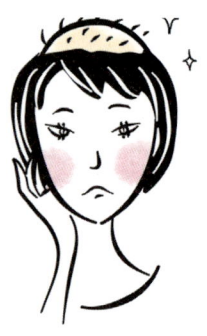

한다. 특히 습관인자, 약물인자, 신체의 변화인자 등은 탈모와 상당 부분 상관이 있으며, 이런 인자들을 효과적으로 제거하고 치료를 통하여 조절하는 경우 탈모의 증상이 빠르게 변화하는 것을 임상적으로 많이 관찰하게 된다. '대머리 처녀'가 되지 않기 위해서 자신의 탈모에 영향을 주는 체크리스트의 다양한 인자를 확인하고 어떤 것들을 개선하여야 하는지 알아보자.

CHECK LIST

- ☐ 아침, 점심, 저녁식사가 규칙적이지 않다.
- ☐ 잠 자는 중에 자주 깨거나 불면증이 있다.
- ☐ 변비나 치질로 고생하고 있다.
- ☐ 오랫동안 위장약, 혈압약, 수면제, 두통약 등을 복용해오고 있다.
- ☐ 피임약을 오래 복용하고 있다.
- ☐ 아이를 낳고 빠진 머리카락이 6개월이 지났는데 새로 나지 않고 있다.
- ☐ 편식하는 습관이 있다.
- ☐ 짜고 매운 음식을 좋아해서 자주 먹는다.
- ☐ 신경이 예민하고, 강박관념이 있다.
- ☐ 인스턴트 음식을 좋아하거나 3~4주에 한 번은 폭음을 한다.
- ☐ 하루에 커피를 세 잔 이상 마신다.
- ☐ 머리를 많이 쓰는 일에 종사하고 있다.
- ☐ 담배를 피운다.
- ☐ 생리가 불규칙하다.

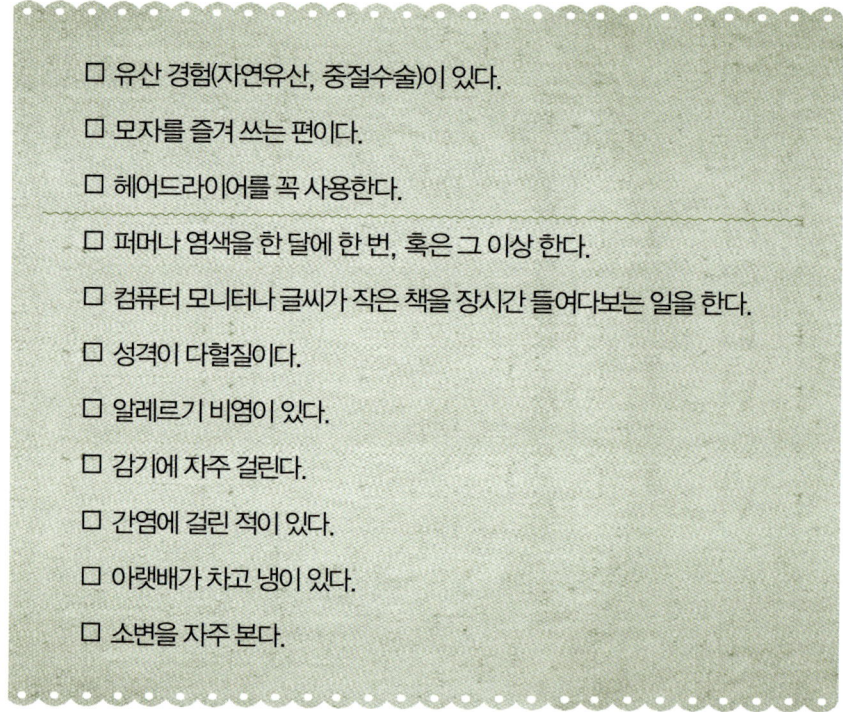

☐ 유산 경험(자연유산, 중절수술)이 있다.

☐ 모자를 즐겨 쓰는 편이다.

☐ 헤어드라이어를 꼭 사용한다.

☐ 퍼머나 염색을 한 달에 한 번, 혹은 그 이상 한다.

☐ 컴퓨터 모니터나 글씨가 작은 책을 장시간 들여다보는 일을 한다.

☐ 성격이 다혈질이다.

☐ 알레르기 비염이 있다.

☐ 감기에 자주 걸린다.

☐ 간염에 걸린 적이 있다.

☐ 아랫배가 차고 냉이 있다.

☐ 소변을 자주 본다.

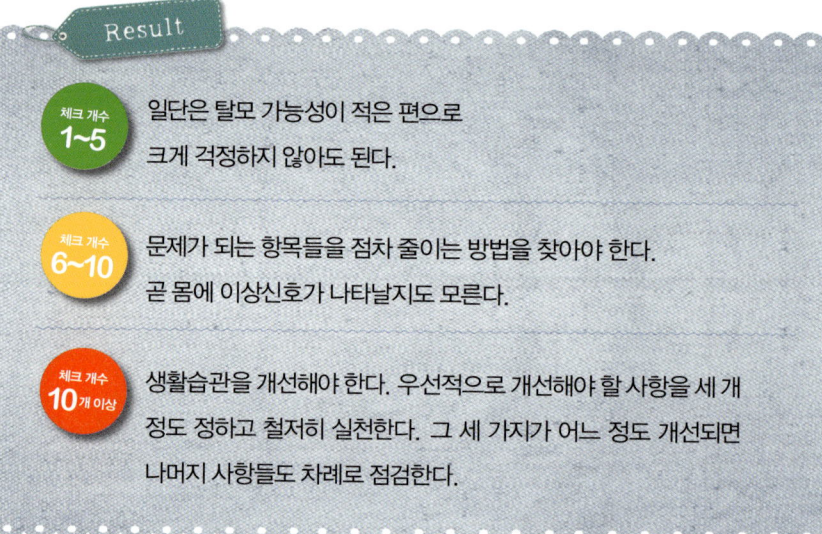

Result

체크 개수 1~5
일단은 탈모 가능성이 적은 편으로 크게 걱정하지 않아도 된다.

체크 개수 6~10
문제가 되는 항목들을 점차 줄이는 방법을 찾아야 한다. 곧 몸에 이상신호가 나타날지도 모른다.

체크 개수 10개 이상
생활습관을 개선해야 한다. 우선적으로 개선해야 할 사항을 세 개 정도 정하고 철저히 실천한다. 그 세 가지가 어느 정도 개선되면 나머지 사항들도 차례로 점검한다.

탈모를 부르는 잘못된 습관 7가지

♣ **머리를 수건으로 털어서 말려요**

젖은 머리를 말리기 위해 수건으로 심하게 털어내는 것은 그 자체만으로도 탈모를 유발할 수 있다. 젖은 머리가 마른 머리보다 더 잘 늘어나고 끊어지기 때문이다.

♣ **머리가 젖은 상태에서 빗질해요**

모발이 직모(直毛)인 사람들, 즉 파마를 하지 않은 생머리인 사람들은 빗질을 할 때 반드시 모발이 마른 상태에서 하는 것이 좋다. 젖은 상태에서 빗질을 하게 되면 모발이 끊어지게 된다.

♣ **헤어드라이어나 고데기를 사용해요**

헤어드라이기에서 나오는 뜨거운 열은 모발 속에 함유되어 있는 수분을 끓어오르게 한다. 머리를 말리기 위해서는 자연풍으로 말리는 것이 가장 좋으며, 스타일링을 위해서 하는 수 없이 헤어드라이어를 사용할 경우에도 어느 정도 머리를 말린 후에 사용하는 것이 좋다.

♣ 무스, 스프레이, 왁스를 사용해요

머리의 스타일을 정리하고 고정하기 위한 목적으로 사용되는 이런 제품들이 모발을 단단하게 만들 수는 있지만, 단단한 것이 부드러운 것보다 더 잘 부러지듯 모발을 부러지게 만드는 역할도 한다. 피치 못하게 사용하는 경우에는 반드시 저녁에 머리를 감아서 깨끗하게 해주는 것이 좋다.

♣ 탈모 예방을 위해 머리를 세게 두드려요

손가락으로 지압을 하는 것은 도움이 되지만, 자극을 높이기 위해서 심지어는 구둣솔로 세게 두드리는 경우도 있는데, 이럴 경우 자칫하면 두피에 상처를 만들고 상처로 인한 염증 반응이 일어나서 오히려 탈모를 유발하게 된다. 뿐만 아니라 피지 분비가 촉진되고 심한 상처로 인해서 다시는 머리가 나지 않을 수 있으므로 주의해야 한다.

♣ 조랑말 스타일의 머리를 자주 해요

탈모가 위험한 사람들은 스튜어디스뿐 아니라 발레리나 등 조랑말 스타일(포니테일 헤어)의 머리 모양을 하는 경우다. 머리를 묶을 경우에는 느슨한 헝겊 끈을 사용하는 것이 좋다. 간혹 머리를 묶을 것이 없다고 노란 고무줄을 사용하는 경우가 있는데 이것은 절대로 피해야 할 생활습관이다.

♣ 린스를 사용하지 않아요

샴푸가 모발을 씻어내기 위해 만들어진 제품이라면, 린스는 수분을 함유하고 있는 모발을 코팅해주어서 정전기를 줄여주고, 머리카락을 빛나게 하며, 자외선을 차단해주고, 이미 손상된 모발을 보호해주는 역할을 한다. 하지만 린스에 들어 있는 성분은 모발뿐 아니라 두피에도 영향을 주기 때문에 린스를 사용한 후에는 반드시 두피에 린스가 남아 있지 않게 깨끗이 헹궈내는 것이 중요하다.

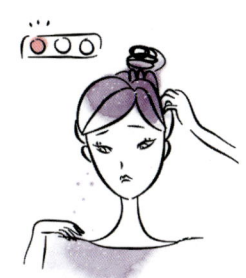

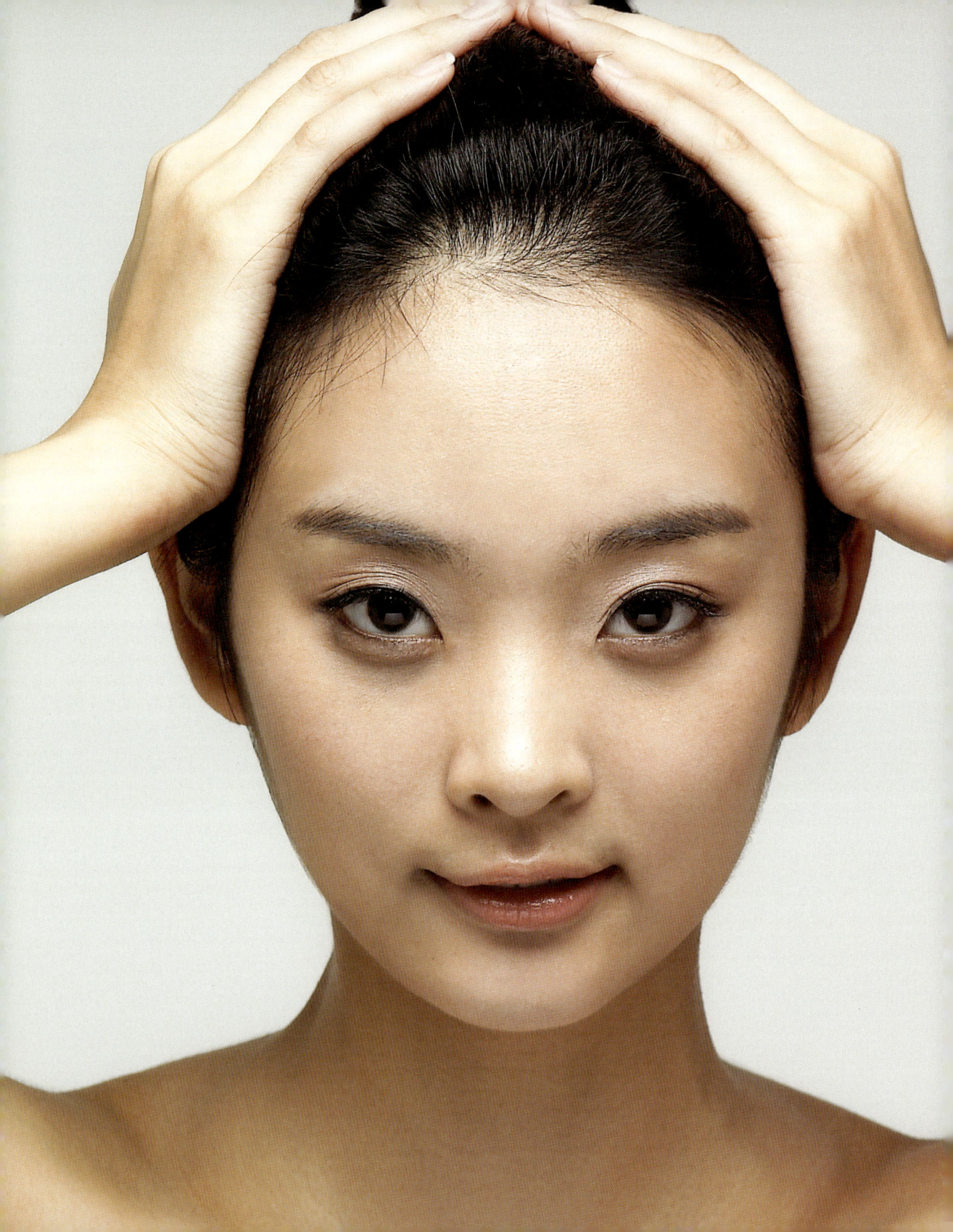

Part 02

나는 얼마나 심각한 탈모일까

탈모증을 스스로 관리하기 위해 확인해야 할 요소는 탈모를 유발할 수 있는 일상생활 체크, 탈모 정도의 객관적인 판단, 탈모가 발생하는 원인 질환이 있는지 등이다. 이런 요소를 확인한 후 자신이 속하는 탈모 증상 타입에 따라 탈모증 관리 전략과 방법을 세운다.

탈모증 자가 진단 프로세스

탈모증 자가진단 프로세스는 먼저 탈모증의 개선을 위하여 자신의 (1)일상 생활을 체크하고 (2)탈모 정도를 확인하는 방법을 알아둔 후 (3)자신에 맞는 탈모 타입을 확인하여 (4)탈모 타입에 따른 관리 방법을 익히는 순서로 되어 있다.

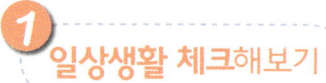

탈모증을 개선하기 위해서 식습관, 수면습관, 기호식품습관, 영양상태 등을 확인한다.

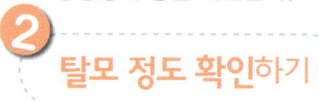

탈락모 수집, 모발 잡아당기기와 모구의 확인, 밀도와 굵기의 육안적 비교 관찰의 방법을 통하여 탈모 정도를 확인한다.

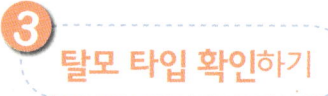

신체 밸런스가 깨진 허증 탈모, 일시적 과로로 인한 탈모, 두피와 안면부 열감으로 인한 탈모, 다른 질병을 동반하는 탈모 중 어떤 타입에 속하는지 확인한다.

4 타입에 따른 관리 방법 결정하기

자신의 타입에 따른 관리 방법을 결정한다.

일상생활 체크 리스트

CHECK LIST

식사 습관
- ☐ 하루 세 번(아침, 점심, 저녁)이나 두 번의 식사를 하는가?
- ☐ 식사의 간격은 어떤가?
- ☐ 식사는 무엇을 위주로 먹는가? (탄수화물, 단백질, 지방)

수면 습관
- ☐ 잠은 몇 시간 자는가?
- ☐ 낮밤이 바뀌지 않았는가?
- ☐ 자다가 깨거나 깊은 잠을 자지 못하는가?

기호식품 습관
- ☐ 커피나 차를 즐겨 마시는가?
- ☐ 술을 자주 마시는가?
- ☐ 담배에 직간접적으로 노출되어 있나?

영양 및 습관
- ☐ 종합비타민류 영양제를 따로 복용하고 있는가?
- ☐ 다른 건강보조식품을 복용하고 있는가?
- ☐ 칼슘, 철분 보충용 영양제를 따로 복용하고 있는가?

❧ 잘못된 생활습관 바로잡기

식사 습관

탈모로 고민하는 사람은 우선 식사 패턴을 바로 잡아야 한다. 가능하면 하루 세 번 식사를 하고 식사 간격은 일정해야 한다. 식사의 질은 단백질과 지방을 최소한 권장량만큼 먹어야 한다. 아침식사를 안 하던 사람이 갑자기 아침식사를 하기는 쉽지 않다. 이런 경우에는 간단하게라도 밥 혹은 빵, 아니면 시리얼이나 미숫가루 등 적은 양의 탄수화물과 우유(또는 두유)를 마셔야 한다. 낮밤이 바뀌어 생활하는 사람도 가능한 낮 시간에 식사 간격과 섭취량을 규칙적으로 하듯이 바뀐 생활패턴에서 그대로 일정 시간과 간격을 유지하여 식사를 해야 한다. 또한 불필요한 간식은 규칙적인 식사를 방해하므로 자제한다.

수면 습관

탈모 증세가 있는 사람은 대부분 수면에 문제가 있다. 우선 총 수면량이 6시간 이내라면 6시간 이상의 수면을 취하는 것을 목표로 수면 관리를 해야 한다. 또한 수면의 질도 중요하다. 잠을 깊지 자지 못한다거나 자다가 깬다면 가능한 커피, 녹차 등을 먹지 않는 게 좋다. 저녁식사 전후의 가벼운 운동도 필요하다. 특히 잠의 깊이는 몸 컨디션 상태에 따라 다르므로 가능한 적절한 영양과 운동을 바탕으로 한 건강한 생활 패턴을 유지하는 것이 중요하다. 음주 역시 깊은 수면을 방해하므로 삼가는 게 좋다.

기호식품 습관

녹차는 카테킨이 들어 있어 항산화력이 있고, 성질이 차서 열을 내리므로 탈모에 좋을 것이라고 대부분 생각한다. 하지만 녹차를 마시는 사람을 보면 약간 지나치게 마시는 경향이 있다. 이런 경우에는 오히려 녹차가 철분 흡수를 방해하여 탈모를 촉진시킨다. 커피는 탈모와 직접적인 상관은 없으나 과다 복용하면 수면에 부담을 주거나 위에 자극을 줄 수 있으므로 주의해야 한다. 그리고 탈모 환자는 두면부와 안면부에 열감이 있는데, 술을 마시게 되면 간에 부담을 주어서 피로해소를 더디게 하고 안면과 두피 쪽에 열감을 가중시키므로 탈모에 부정적인 영향을 준다. 수면 장애나 과다한 스트레스가 있을 경우 음주로 문제를 해결하려는 사람이 있는데, 이는 옳은 방법이 아니다.

영양 및 습관

탈모증이 있는 사람 중 상당수는 본인의 탈모가 영양과 관계된 것이 아닐까 하고 종합비타민류를 복용하는 경우가 있다. 물론 비타민을 복용하는 것은 도움이 될 수 있지만, 경우에 따라서는 미네랄 밸런스가 깨지면서 철분 흡수를 방해할 수 있으니 가능한 전문가와 상담 후 복용하는 것이 좋다. 바람직한 방법은 생활습관 개선을 통하여 수면량과 수면 패턴의 개선, 충분한 영양 흡수와 손상된 소화 기능 개선을 위한 노력 등을 바탕으로 한 전신 기능 조절이 우선되어야 할 것이다.

탈모 정도 확인하기

탈모인지 아닌지 스스로 판단해볼 수 있는 요소는 세 가지다. 첫째는 탈락모 수집이다. 탈락 모발을 수집해서 탈모 진행 상태를 살펴보는 것이다. 즉, 탈락된 모발을 수집하고 개수를 파악하여 탈모가 진행 중인가, 안정적인가, 좋아지고 있는가를 비교·확인하는 방법이다.

둘째, 모발 잡아당기기와 모구의 확인이다. 모발 잡아당기기를 통하여 모발이 빠지는 정도를 확인하고, 빠진 모발의 모구를 확인하여 모구가 성장기 탈락모인지 휴지기 모발인지를 확인한다.

셋째, 밀도와 굵기의 육안적 비교·관찰이다. 본인의 모발 사진을 표준 모발 사진과 비교해서 밀도 단계와 굵기 단계에 근거하여 탈모의 정도가 어느 정도인지 육안으로 관찰하는 방법이다.

위 세 가지 방법으로 탈모 정도를 확인하는 것은 객관적이지 못하다는 단점이 있다. 그러나 적어도 본인의 탈모 상태가 어떻게 변화되고 있는지는 알 수 있다.

탈락모 수집

매일 빠지는 모발 수를 측정하여 평가하는 방법이다. 같은 사람이라 해도 매일 빠지는 모발의 숫자가 다르기 때문에 일정 기간의 모발 변화량을 기준으로 탈모 진행 정도의 지표로 사용할 수 있다. 탈락모를 수집하는 방법은 자고 일어났을 때 베개 주변에 떨어진 모발을 위주로 모은다거나, 머리를 감은 후 빠지는 모발을 모으거나, 머리를 빗을 때 빠지는 모발의 갯수를 가능한 동일한 조건으로 연속해서 2주 정도 기록한 후 1~2주 단위로 평가하는 것이다. 이 방법은 표준화가 어렵고, 일상생활에서 탈락되는 모발을 모두 모으기가 쉽지 않다는 단점이 있다. 하지만 실제로 탈모를 느끼는 환자의 대부분이 일상생활에서 모발의 탈락 정도를 느끼므로 노력만 한다면 나름대로 탈모 관리의 지표로 활용할 수 있다. 자기가 어떤 노력을 통하여 얼마나 변화됐는지 확인할 수 있는 장점이 있어서 자가적 측정지표로 추천할 만하다.

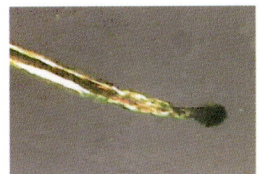

모발 잡아당기기와 모구 검사

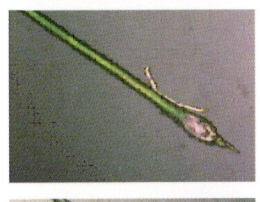

모발 잡아당기기 검사는 관찰자 간에 당기는 힘에 따라서 결과가 아주 다를 수 있어서 주관적인 테스트라고 할 수 있다. 하지만 관찰자가 환자 본인인 경우에는 관찰자 자체의 신뢰성은 높다. 머리를 감거나 스타일링을 한 후에는 휴지기 모발이 많이 빠져나가기 때문에 샴푸한 지 오래 되었을수록 검사 시 더 많은 휴지기 모발을 얻게 된다.

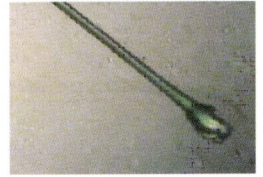

휴지기 모발은 중심부 끝이 불룩한 모양이다. 모구는 돋보기로 보

아야 한다. 끝이 곤봉 모양의 둥근 모양을 보이는 것은 휴지기 모발이며, 끝이 화살 모양이거나 끊어져 있는 것은 성장기 모발이다. 일반적으로 성장기 모발은 잘 빠지지 않는다. 성장기 탈모는 유발 원인이 생긴 지 2~3개월 후 탈모가 시작되는 시간적인 연관성이 있으므로 휴지기 탈모의 시작과는 다르다. 머리 잡아당기기로 얻은 모발의 형태를 살펴보면, 성장기 탈모에 있는 모발은 끝이 가늘어지고 끊어져 있거나 위축된 성장기 모구를 볼 수 있는 반면, 휴지기 탈모의 모발은 대부분 근위부 끝이 구 모양이다.

♣ 밀도와 굵기를 육안으로 비교 관찰하기

아래 그림처럼 모발의 밀도와 굵기에 대한 기준을 바탕으로 탈모 정도를 평가한다. 탈모 환자의 모발 밀도와 굵기의 표준적인 패턴을 정해놓은 아래의 기준을 따라서 촬영된 본인의 두피와 모발 사진을 가지고 탈모의 정도를 비교·평가해본다.

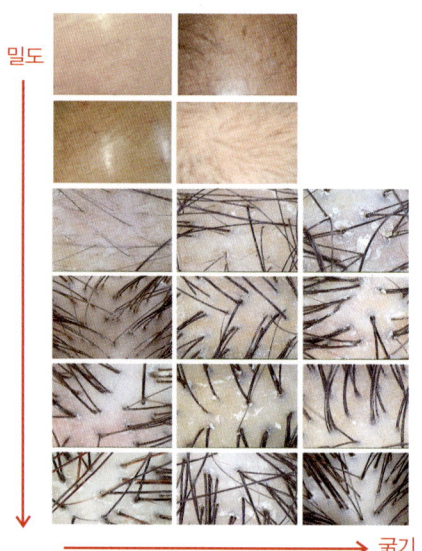

❧ 기타 다른 증상과 동반 질환

탈모의 원인은 바이러스 감염, 외상, 혈관운동장애, 유전적 소인, 내분비 장애, 정신적 외상 등 다양하다. 최근에는 자가 면역 질환의 하나라는 이론이 제기되고 있으나 아직 정확하게 밝혀진 것은 없다. 탈모 유형별로도 다양한 원인을 가지고 있다. 또한 이러한 원인과 함께 과거력, 초발 연령, 가족력, 사춘기, 임신, 폐경, 외부 호르몬 등의 변화 같은 것을 꼭 살펴봐야 한다. 심지어는 영양 상태나 식품, 커피, 녹차 등과도 상관이 있다.

탈모가 갑자기 진행되거나 멈추지 않고 지속적으로 진행된다면 갑상선 질환이 있는지, 위염이나 위궤양이 있는지, 여성의 경우 난소낭종, 자궁근종 등의 질환이 있는지, 평소에 빈혈 관련 질환이 있는지 확인해보아야 한다. 또한 남성호르몬제, 항혈전제, 항콜레스테롤제, 안지오텐신 전환효소저해제, 항경련제, 콜히친, 케토코나졸, 갑상선약, 벤지미다졸, 시메티딘, 피임약, 비타민A 등을 복용하고 있다면 탈모가 생길 가능성이 있다.

나는 어떤 타입의 탈모일까?

안드로젠성 탈모, 원형 탈모, 휴지기 탈모 등의 탈모증을 구별하는 종류에 상관없이, 지금 탈모가 진행되고 있는 사람이라면 자신의 증상을 통하여 확인하고 증상의 개선에 도움이 되는 자가적인 노력을 할 수 있도록 네 가지 타입으로 구성하였다.

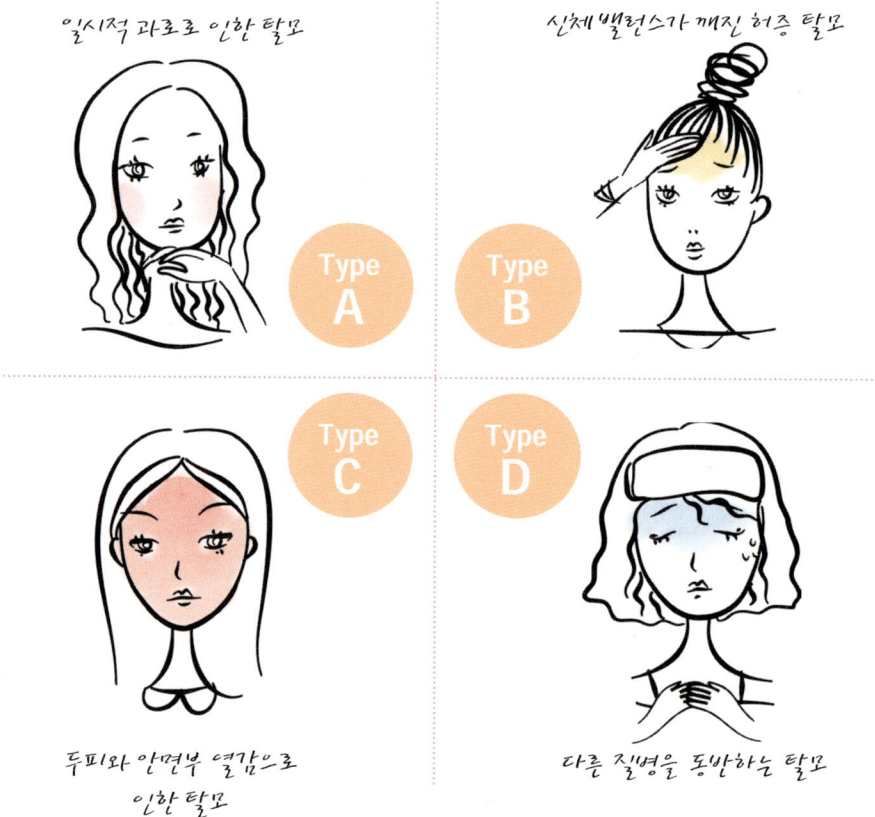

일시적 과로로 인한 탈모 — Type A

신체 밸런스가 깨진 허증 탈모 — Type B

두피와 안면부 열감으로 인한 탈모 — Type C

다른 질병을 동반하는 탈모 — Type D

타입 A,
일시적 과로로 인한 탈모

일시적 과로로 인한 탈모는 몸 관리만 잘하면 금방 좋아질 수 있다. 정상인의 경우 하루 100개 이내의 머리카락이 빠지지만, 탈모증이 있는 경우 100개 이상이 빠진다. 탈모 종류에 상관없이 일상생활에서 과로와 스트레스를 받으면 평소보다 머리카락이 빠지는 것을 경험하곤 한다. 이런 경우의 탈모는 휴지기 탈모에 속하며, 이 타입은 안드로젠성 탈모와는 직접적인 상관이 없다.

CHECK LIST

- ☐ 최근에 모발이 갑자기 많이 빠지기 시작한다.
- ☐ 최근 과로를 했거나 감기 등으로 고열 증상이 있었다.
- ☐ 최근 잠이 잘 안 오거나 자다가 깨는 등 깊은 잠을 잘 못 잔다.
- ☐ 최근에 다이어트를 시도했다.
- ☐ 수험생(대입 재수생, 고시생, 취업준비생 등)이다.
- ☐ 최근에 직장을(또는 하는 업무를) 바꿨다.

상기 체크리스트에 4개 이상 해당된다면 일시적 과로가 원인이 되어 발생하는 탈모로서 휴지기 탈모증이라고 볼 수 있다. 휴지기 탈모증은 과로나 열병을 앓고 난 후, 수면부족, 과다한 스트레스, 영양섭취 부족, 출산 등이 원인이 되는 경우가 많다. 휴지기 탈모증은 어떤 형태의 이상에서 출발했든 원인 인자들이 제거된다면 1~3개월 이내에 탈모 증상이 개선될 수 있다. 실제로는 탈모가 심하지 않은데, 머리카락에 힘이 없어서 탈모가 심하게 된 것처럼 느끼는 경우도 많다.

타입 A. 일시적 과로형 탈모 관리

생활습관 관리

식사습관

탈모로 걱정하는 사람은 우선적으로 식사 패턴을 교정해야 한다. 식사는 가능하면 하루 세 번 하고, 식사 간격은 일정해야 한다. 소화력이 떨어지거나 식사를 자주 걸렀다면 빨리 정상적인 식생활 습관을 길러야 한다.

수면습관, 기호식품

총 수면 시간이 6시간 이상이어야 한다. 충분한 수면을 위하여 가능하면 커피나 녹차 등의 기호품을 마시지 말아야 한다. 저녁식사는 잠 자기 3시간 전에 모두 마치고 안정을 취한다. 음주는 2주 이상 하지 않는다.

건강식품, 영양제

특별한 비타민이나 영양제보다는 정상적인 생체리듬을 유지할 수 있도록 식습관 수면 패턴을 빨리 회복하는 것이 관건이다. 과일이나 비타민C, 홍삼 같은 피로회복과 면역 기능 개선에 도움이 되는 건강보조식품을 권한다.

두피와 머리카락 관리

대개 모발이 힘이 없는 경우가 많으니 모발 팩이나 왁스를 이용해서 외적으로 모발이 건강해 보이도록 연출하는 것도 좋다. 이 단계에서는 양모 효능이 표기된 기능성 샴푸들이 도움이 된다. 집에서 마요네즈나 계란 팩을 하는 것도 좋다.

3분 두피 마사지

지나치게 심한 두피 마사지보다는 약간의 긴장·이완을 위한 두피 마사지가 좋다. 다만 마사지를 하거나 이상의 노력을 했음에도 불구하고 탈모가 지속된다면 마사지를 멈춰야 한다. 모발에 무리한 힘을 가하면 오히려 모발이 더욱 잘 빠질 수 있기 때문이다.

마사지는 부위를 특정하게 정하지 말고, 근육이 많아 단단한 느낌이 상대적으로 적은 측두부와 후두부를 마사지하는 것이 좋다.

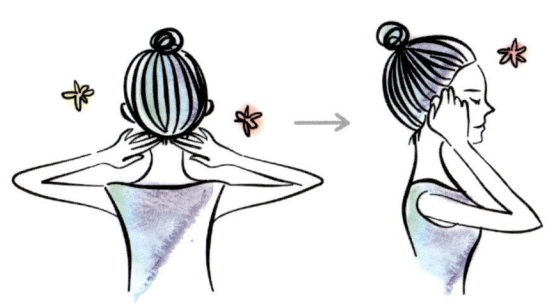

3분 두피 호흡과 체조

1 복식호흡을 하며 심호흡을 한다.
2 온몸에 골고루 산소를 공급해주는 기체조를 한다.
- 4장의 온몸에 산소 공급하기(100쪽) 참조

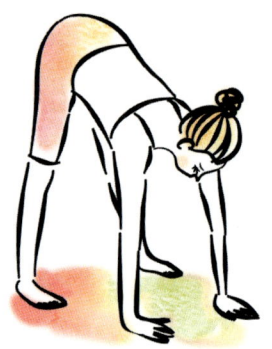

탈모 방지 아로마테라피

피로감, 스트레스, 불면과 관련된 아로마오일은 라벤더 오일이다. 라벤더 오일을 물에 몇 방울 떨어뜨리고 그 물로 두피를 적시고 골고루 마사지한 후 헹구어낸다. 이 방법을 일정시간 실행하는 것만으로도 탈모 예방에 상당한 효과를 볼 수 있다.

타입 B,
신체밸런스가 깨진 **허증 탈모**

허증 탈모는 어떤 원인으로 인하여 신체가 허약해짐으로써 결과적으로 신체 밸런스가 깨져 일어난다. 대표적으로는 소화력이 저하된 만성의 피로감을 보이는 경우와 어지럼증이나 집중력 저하, 짜증이 늘어나는(여성에게는 월경 이상과 하복부 불쾌감 등을 동반한다) 경우로 나누어볼 수 있다. 일시적인 탈모가 점차 심해지는 단계다. 이 경우는 면역 기능 저하와 혈액이 부족하거나 혈액순환이 원활하지 못한 경우가 해당된다. 이런 경우의 탈모는 나이보다 빨리 진행되는 안드로젠형 탈모와 잘 조절되지 않는 여성의 안드로젠형 탈모증과 상당히 진행된 휴지기 탈모가 섞여 있는 경우가 많다. 상당수의 원형 탈모증의 경우에도 허증 탈모 타입의 증상이 나타난다.

CHECK LIST

- ☐ 평소에도 조금씩 빠지다가 최근에 모발이 갑자기 많이 빠지기 시작한다.
- ☐ 밥맛도 없으면서 소화기 계통의 기능이 썩 좋지 않았다.
- ☐ 자주 피로를 느끼고 한숨을 쉬는 경향이 있다.
- ☐ 월경 전후가 되면 더 피로하고 탈모도 심해지는 것 같다.
- ☐ 어지럼증이 있는 편이거나 밥을 굶으면 매우 힘이 드는 편이다.
- ☐ 배변이 시원하지 않고 변을 본 후에도 개운하지 않으며 소변을 자주 보는 경향이 있다.

상기 체크리스트에 4개 이상 해당된다면 허증 탈모, 즉 신체 밸런스가 깨진 경우의 탈모다. 허증 탈모는 대개 허약해진 기능이 개선되면 3개월 이내에 좋아진다. 여성의 경우는 월경이 시작되면서 일시적으로 다시 탈모가 심해진다고 느낄 수 있다. 자궁이나 난소 기능이 좋지 않은 경우에는 기능 개선을 위하여 적극적인 운동과 스트레칭을 해야 한다. 그렇지 않으면 치료 시간이 상대적으로 길어진다. 남성의 경우는 술을 끊지 못한다면 치료가 쉽지 않은 경우가 많으니 반드시 술을 금하는 게 좋다.

❖ 타입 B. 허증 탈모 관리

생활습관 관리
식사습관
이 경우는 위의 기능이 상대적으로 좋지 않을 뿐 아니라 약간의 염증이 있는 경우가 많다. 이때는 가능한 위장에 자극이 강한 음식을 삼가고 가능한 하루 세 번 규칙적으로 식사를 해야 한다. 너무 늦은 시간에 식사를 하거나 과식은 좋지 않으니 가능한 식사 시간을 일정하게 지킨다. 끼니마다 먹는 식사량은 20% 정도 줄이는 것이 좋다. 또한 불필요한 간식은 규칙적인 식사에 방해가 되므로 삼간다.

수면습관
가능한 일찍 자야 한다. 피로해서 마치 엔진이 과열되어 있듯이 깊이 잠을 못 자거나, 아침에 잠을 빨리 깨면 의식적으로라도 6시간 이상 자려고 노력해야 한다. 잠이 쉽게 안 오는 경우에는 따뜻한 우유 한 잔을 마시는 것도 좋다.

기호식품, 건강보조식품
녹차와 커피는 탈모와 직접적인 상관이 없으나 과다 복용하면 수면 패턴에 부담을 주거나 위에 자극을 줄 수 있다. 술은 한의학적으로는 열을 올리는 효과가 있으니 음주는 3개월 이상 절대 금한다.
이 경우는 보기·보혈 효과가 있는 홍삼, 당귀, 녹용 등의 한약재가 도움이 된다. 허증이 심한 경우는 한의사의 전문적인 진단을 받고 복용하는 것이 좋다. 특별한 비타민이나 영양제보다는 정상적인 생체리듬을 유지할 수 있도록 식습관과 수면 패턴을 빨리 회복하는 것이 관건이다.

두피와 머리카락 관리

이 경우는 모발이 힘이 없고 잘 빠지기 때문에 가능한 전문적인 두피 마사지는 피하는 게 좋다. 브러시를 이용하여 두피를 가볍게 두드리는 정도의 간단한 자극이 좋다. 또한 모발 관련 제품도 주의해서 선택해야 한다. 예를 들어 건성 두피인 사람이 박하처럼 모공을 열고 두피에 시원한 느낌을 주는 제품을 사용하면 오히려 두피가 조이고 머리카락에 힘이 없어지며 빠지는 느낌이 든다. 지성 두피인 사람이 지나치게 오일 성분이 함유된 제품을 사용하면 모발과 두피가 떡이지는 느낌을 가질 수 있다. 제품에 관련해서는 제품을 잘 알고 있는 두피와 모발 관리 전문가와 상의하길 권한다.

3분 두피 마사지

모발을 지나치게 자극하는 마사지보다는 경혈을 지긋하게 누르는 자극이 좋다. 머리 부위 중 긴장감이 많이 느껴지는 측두부와 후두부의 경혈 마사지를 권한다.

– 3장의 손상된 머릿결 회복시키기(74쪽) 참조

1 **측두부의 경혈 마사지** 스트레스가 많은 경우는 측두부의 근육과 경혈에 긴장이 상대적으로 많이 느껴진다.
2 **후두부의 경혈 마사지** 후두부 탈모는 평소 긴장을 많이 하는 탈모 환자에게 많다.
3 **전두부의 경혈과 마사지** 전두부 탈모는 얼굴에 열이 많은 사람에게서 관찰된다.

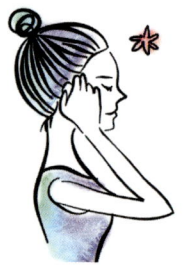

4 두정부의 경혈과 마사지 두정부 탈모는 간열(스트레스 과다)이 많은 타입이다.

3분 두피 체조
어깨와 목의 긴장 풀어주기

어깨 쪽의 긴장을 풀어주는 상반신 스트레칭이 좋다.

- 3장의 머리카락이 덜 빠지는 어깨·목 운동(86쪽) 참조

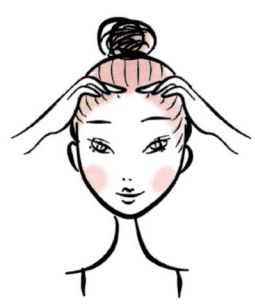

1 허리를 세우고, 가슴을 최대한 펴고 팔을 올린다.
2 팔 끝을 어깨 위로 최대한 올리고 5초 동안 유지한다.
3 이 상태로 고개를 뒤로 제치고 10초 동안 유지한다.

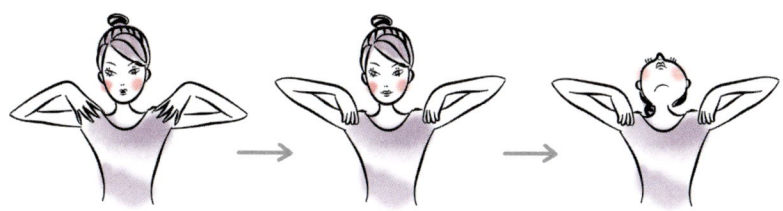

장 운동으로 변비 해소시키기

장의 연동 운동을 도와주고 기능을 강화시키는 동작이다. 소화 기능을 향상시켜 진액의 순환을 촉진하고, 변비를 해소시킨다.

- 3장의 속 풀어주는 두피 호흡과 장 운동(89쪽) 참조

1 배꼽 아래에 두 손을 포개어 복식호흡을 한다.

2 두 손바닥을 이용하여 시계 방향으로 돌린다.

3 양손의 엄지와 네 손가락을 이용하여 양쪽 옆구리에서 배꼽 방향으로 근육을 풀어준다. 간편 동작은 오른쪽 손바닥으로 뱃살을 올리듯이 하고, 왼쪽은 내리듯이 한다.

4 배를 눌러준다. 배꼽 주변을 중심으로 5~7센티미터 떨어진 부위를 양손의 중지를 모아서 약간 깊게 눌러준다. 통증이 느껴지기 시작할 정도의 깊이로 누른 채 속으로 하나, 둘, 셋을 세어서 세 번, 총 아홉을 센다.

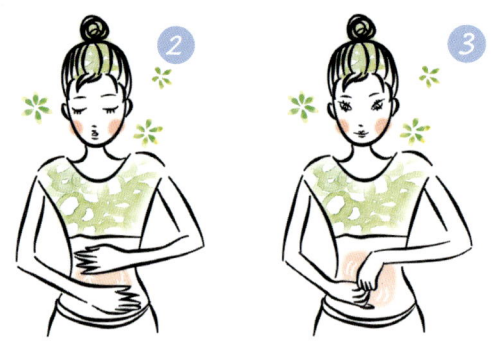

탈모 방지 아로마테라피

피로감, 스트레스, 불면과 관련된 아로마오일은 라벤더와 로즈마리 오일이다. 라벤더 혹은 로즈마리 오일을 물에 몇 방울 떨어뜨리고 그 물로 두피를 적시고 골고루 마사지한 후 헹구어낸다. 이 방법을 장시간 사용하는 것만으로도 수면부족이나 긴장 등이 동반된 탈모 예방에 상당한 효과를 볼 수 있다. 특히 여성은 월경 전후 긴장이 지나친 사람이나 통증이 있는 경우에는 자스민을, 하복부 냉증이 있는 경우에는 일랑일랑을 활용하면 더욱 좋다.

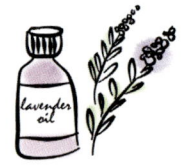

타입 C,
두피와 안면부 열감으로 인한 탈모

두피와 안면부 열감으로 인한 탈모증은 탈모 환자에게서 많이 관찰된다. 허증 탈모와 차이점은 탈모의 정도가 조금 더 심하고 탈모의 진행 속도도 빨라서 환자 입장에서는 걱정을 많이 하게 되며 특히 안면부의 열감이 잘 느껴진다. 일반적으로 탈모증을 가지고 있는 사람에게 탈모증 이외에 증상을 말해보라고 하면, 주로 얼굴과 머리에 열감을 호소한다. 탈모 환자들의 안면부 열 패턴에 대한 연구 보고 등을 참조하면, 열 패턴은 크게 주로 안면부에 열이 나타나는 타입(T-zone type)과 얼굴 전체에 열이 나타나는 타입(Diffuse type)의 두 가지 종류로 나눌 수 있다.

안면부에 열이 주로 나타나는 타입은 열이 상대적으로 적은 탈모(허증형)와 상관이 있고 여성이 많다. 전체 얼굴에 열이 나타나는 타입은 열이 많이 나는 탈모(실증형) 타입이다. 안면부의 열감은 위의 염증, 간염, 과다한 피로와 긴장의 누적으로 인한 열 증상(간열증)과 상관이 있다.

○ CHECK LIST

□ 얼굴과 머리 쪽에 유달리 열이 심한 편이다.

□ 속이 자주 쓰리거나 입 냄새가 많이 나는 편이다.

□ 자주 화를 내거나 짜증을 잘 내는 편이다.

□ 음주를 주기적으로 하는 편이거나 몸에 열이 많다고 느끼는 편이다.

□ 잠을 깊게 자지 못하거나 자다가 자꾸 깬다.

□ 목과 어깨, 턱 주변이 자주 뻣뻣해지거나 당기는 느낌이 든다.

상기 체크리스트에서 4개 이상의 증상을 경험했다면 안면부 열증 패턴의 탈모다. 이 경우에는 체질이 잘 변하지 않으며, 탈모증을 개선하기 위해 3~6개월 정도의 상당한 노력이 필요하다. 특히 해당되는 기능을 개선할 때 적극적인 운동과 스트레칭을 많이 하지 않으면 탈모증이 잘 개선되지 않는다. 이 경우는 탈모 탈출을 위한 바람직한 생활 관리와 더불어서 특히 일정 정도 이상 복부 근력을 강화하고 하복부와 옆구리 쪽의 적절한 스트레칭을 통한 전신의 신체 밸런스를 회복하는 것이 중요하다.

두피 및 안면부 열감을 주로 호소하는 타입의 탈모증은 열증을 다스리는 관리가 우선이다. 대표적으로는 위염이나 위궤양이 있거나 (여성에게는 월경 이상과 하복부 불쾌감 등을 동반) 열증을 동반한 피로감이 있으며 몸살 기운이 있는 경우가 많다.

특히 남성의 경우 몸에 열이 많다고 느끼는 만성적인 안드로겐형 탈모 환자에게서 많이 관찰된다. 여성은 피로감과 소화기능 저하, 하복부의 불쾌감이 항상 있는 안드로겐형 탈모증과 반복되는 악성의 원형 탈모증의 경우에 주로 관찰된다.

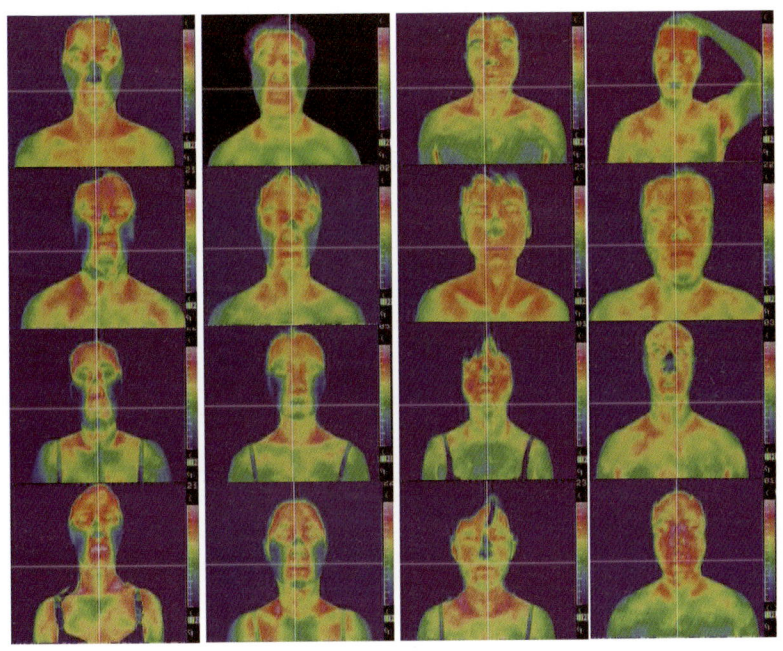

❖ 타입 C. 두피와 안면부 열감 호소형 탈모 관리

생활습관 관리

식사습관

식사는 가능하면 하루 세 번을 지키고 식사 간격은 일정해야 한다. 낮밤이 바뀌어 생활하는 사람도 가능한 낮 시간의 식사 간격과 섭취량을 규칙적으로 하듯이 바뀐 생활 패턴에서도 일정 시간과 간격을 유지하여 식사를 하는 것이 중요하다.

수면습관

총 수면 시간이 6시간 이내라면 가능한 6시간 이상 수면을 취하도록 노력한다. 깊은 잠을 자기 위하여 충분한 정도의(1시간) 유산소 운동과 탈모방지체조와 장 운동을 한다.

기호식품, 건강보조식품

매운 음식, 자극적인 음식, 음주는 두면부와 안면부의 열을 더 올리고 수면을 방해하여 탈모를 악화시킬 수 있으므로 절대 삼간다.

두피와 머리카락 관리

열이 많기 때문에 우선 열을 내린 후에 본격적으로 관리하는 것이 좋다. 샴푸는 특별히 박하 등이 들어가서 시원한 느낌이 나는 제품을 찾기 쉬운데, 반드시 좋은 결과를 기대할 수는 없다. 일반적으로 두피 마사지나 샴푸만으로 탈모를 개선을 시도할 때 트러블이 많이 나는 타입이니 주의한다.

3분 두피 마사지

무리한 마사지를 하면 특히 좋지 않으니 가능한 약하게 자극하는 것이 좋다. 두피냉각치료기 같은 장치로 열을 내리는 국부 치료를 하면 좋다. 마사지를 하게 될 경우는 측두부나 후두부의 상대적으로 근육이 발달되어 있는 부위와 어깨와 목 주위의 근육과 경혈을 풀어주는 것이 좋다.

- 3장의 손상된 머릿결 회복시키기(74쪽) 참조

3분 두피 체조

어깨와 목의 긴장 풀어주기

어깨 쪽의 긴장을 풀어주는 상반신 스트레칭이 좋다.

– 3장의 머리카락이 덜 빠지는 어깨·목 운동(86쪽) 참조

1. 허리를 세우고, 가슴을 최대한 펴고 팔을 올린다.
2. 팔 끝을 어깨 위로 최대한 올리고 5초 동안 유지한다.
3. 이 상태로 고개를 뒤로 제치고 10초 동안 유지한다

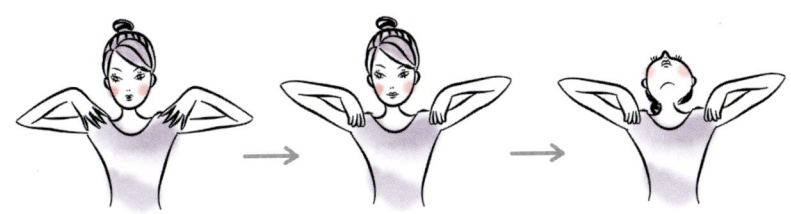

엎드려서 고개 들어올리기

이 동작은 목욕탕에서 탕에 들어간 상태로 몸을 충분하게 이완시킨 후 하는 것이 더욱 좋다. 엎드린 상태에서 바닥에 손을 짚고 목과 어깨를 들어주는 동작을 취한다. 그 후 복식호흡으로 심호흡을 하고, 약 10초 후 자세를 이완시키는 동작을 3회 반복한다.

– 4장의 거북이 등 펴기 동작으로 만성 피로 해소시키기(102쪽) 참조

장 운동으로 변비 해소시키기

장의 연동 운동을 도와주고 기능을 강화시키는 동작으로 소화 기능을 향상시켜 진액의 순환을 촉진시키고, 변비를 해소시킨다.

– 3장의 속 풀어주는 두피 호흡과 장 운동(89쪽) 참조

1 배꼽 아래에 두 손을 포개어 복식호흡을 한다.
2 두 손바닥을 이용하여 시계 방향으로 돌린다.
3 양손의 엄지와 네 손가락을 이용하여 양쪽 옆구리에서 배꼽 방향으로 근육을 풀어준다. 간편 동작은 오른쪽 손바닥으로 뱃살을 올리듯이 하고, 왼쪽은 내리듯이 한다.
4 배를 눌러준다. 배꼽 주변을 중심으로 5~7센티미터 떨어진 부위를 양손의 중지를 모아서 약간 깊게 눌러준다. 통증이 느껴지기 시작할 정도의 깊이로 누른 채 속으로 하나, 둘, 셋을 세어서 세 번, 총 아홉을 센다.

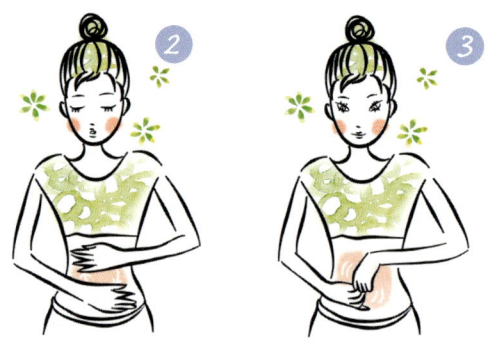

탈모 방지 아로마테라피

타입 C는 주로 열이 있는 타입이므로 열을 식혀주거나 청량감이 있는 아로마오일이 좋다. 주로 구강과 피부의 염증을 조절하는 역할을 하는 아로마오일인 티트리를 이용한다. 티트리 오일을 물에 몇 방울 떨어뜨리고 그 물로 두피를 적시고 골고루 마사지한 후 헹구어낸다. 또는 머리맡 베개에 몇방울을 떨어뜨리고 난 후 잠을 자도 좋다. 열이 많은 경우 페퍼민트나 파인을 이용하면 도움이 될 수 있다.

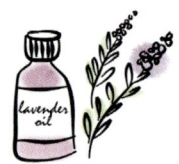

타입 D,
다른 질병을 동반하는 탈모

네 가지 타입 중 가장 심각한 경우가 바로 D 타입이다. 이 타입의 탈모 증세는 전신적 기능 저하도 문제지만 혈허증(혈액 부족, 순환 장애 등의 증세)으로, 신체적으로는 건강이 악화되는 것뿐만 아니라 질병이 동반되기도 한다. 타입 D는 앞의 세 가지 타입에 비해 탈모에 대한 스트레스가 가장 심각하다.

다른 질환을 동반하는 탈모 타입 D는 다른 타입과 증상에 있어서 크게 구별되지 않거나 타입 A, 타입 B, 타입 C와 같은 증상을 가질 수 있다. 아래 증상은 타입 D의 환자에게서 관찰되는 증상이다.

1 머리 쪽에 열이 있는 편이며, 자주 피로감을 느끼거나 한숨을 쉬는 경향이 있다.
2 목과 어깨, 턱 주변이 자주 뻣뻣하거나 당기는 느낌이 많다.

CHECK LIST

☐ 갑상선 질환이 있는가?
☐ 위염, 위궤양이 있는가?
☐ 여성의 경우 난소 관련 질환이나 자궁 관련 질환이 있는가?
☐ 평소에 빈혈 관련 질환이 있는가?
☐ 탈모를 일으킬 수도 있는 약물을 복용하고 있는가?

타입 D는 원인이 되는 질환을 치료하는 것이 제일 중요하다. 따라서 전문가에게 정확한 진단과 치료를 받는 것이 좋다. 갑상선 질환의 경우는 갑상선 증상을 개선하기 위한 약물 치료를 하면서 탈모 관리를 시작하면 좋은 결과를 얻을 수 있다. 평소 빈혈이 심한 경우와 위장 질환이 있는 경우에는 타입 B, 타입 C의 관리 방법을 따라 하면 된다. 여성의 난소 및 자궁 관련 질환이 있는 경우에는 해당 전문가를 찾아 원인 질환을 상담하고 타입 B, 타입 C의 탈모증 관리 방법을 선택적으로 적용하면 된다. 탈모 환자 중에 남성호르몬제, 항혈전제, 항콜레스테롤제, 안지오텐신전환효소저해제, 항경련제, 콜히친, 케토코나졸, 갑상선약, 벤지미다졸, 시메티딘, 피임약, 비타민A 등의 약물을 복용하는 경우에는 약물을 처방한 전문가와 상담을 받아 보는 것이 좋다.

❖ 타입 D. 두피와 안면부 열감 호소형 탈모 관리

빈혈이 심하거나 위장 질환이 있는 경우에는 타입 B, 타입 C의 관리 방법을 따라하면 된다. 여성의 난소 및 자궁 관련 질환이 있다면 해당 전문가를 찾아 원인 질환을 상담하고 타입 B, 타입 C의 탈모증 관리 방법을 선택적으로 적용하면 된다.

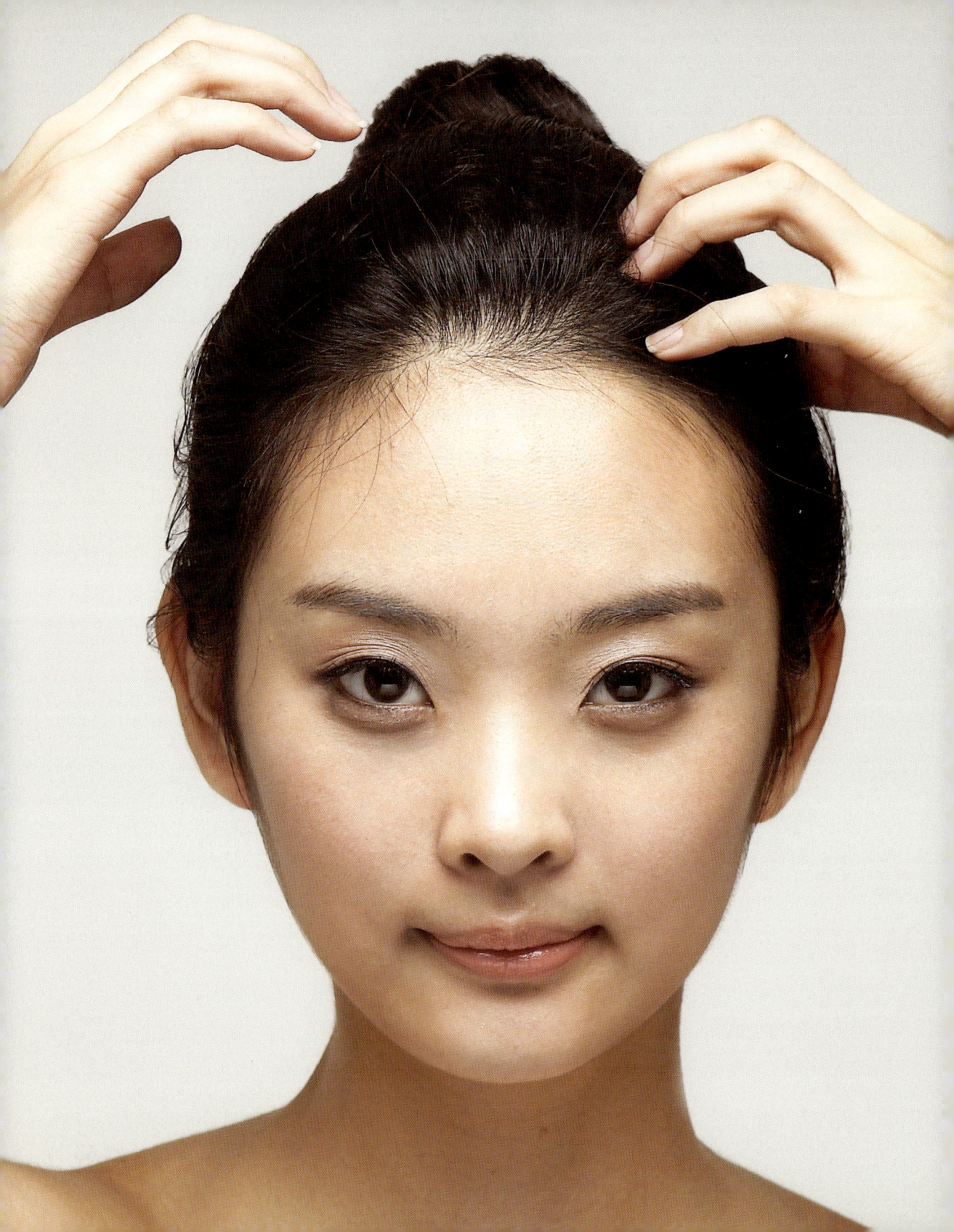

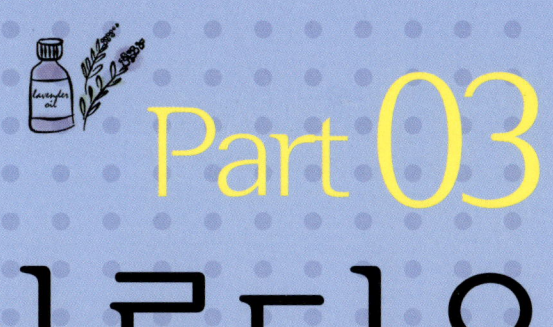

Part 03
아름다운 모발을 위한 삼삼한 비법

3분 마사지, 3분 체조, 3분 호흡

탈모가 진행되고 있다고 낙심하지 말자. 오늘부터 3분 마사지, 3분 호흡, 3분 체조로 더 이상 소중한 머리카락이 빠지지 않게 관리한다면 곧 자신감 있는 당신의 모습을 되찾게 될 것이다.

3분 두피 경혈 마사지

3분 두피 경혈 마사지는 머리카락이나 모공을 둘러싸고 있던 이물질을 제거해주고, 정체되기 쉬운 두피의 모세혈관을 자극해 혈액이 시원스럽게 돌 수 있게 도와준다. 이 방법은 건강한 두피에도 효과적이며, 탈모를 방지하는 자가 관리법으로서 매우 유용하다. 탈모증에 가장 흔하게 적용되는 머리 부위의 경혈은 두유, 백회, 풍지, 상성, 예풍, 태양 경혈 자리이다. 그리고 손발에 있는 중요한 경혈은 삼음교, 족삼리, 혈해, 곡지 경혈 자리다.

♣ 경혈 마사지의 원칙

01 손끝을 이용해 마사지한다. 손톱으로 마사지를 하면 두피에 상처가 생겨 염증이 생길 수 있다.

02 지나치게 세게 마사지하면 오히려 역효과를 낳을 수 있다. 별도의 안내가 없을 경우, 아프지 않을 정도로 마사지한다.

03 통증이 느껴지거나 특별히 딱딱한 곳, 또는 다른 곳보다 물렁하게 느껴지는 곳을 집중적으로 마사지한다.

탈모증에 가장 흔하게 적용된 머리 부위의 경혈은 두유, 백회, 풍지, 상성, 예풍, 태양 경혈 자리다. 이 경혈점을 지압해주는 것만으로도 탈모를 방지하는 효과가 있다. 경혈 지압은 특히 오랫동안 꾸준히 해야 한다. 지나치게 두피를 두드리는 것은 두피를 오히려 상하게 할 수 있으므로 통증이 느껴지지 않을 정도로 지그시 누르고 떼는 방법으로 지압하는 것이 좋다.

경혈점 찾기

이마의 양끝 부분 측두부로 굽어진 부위의 모발이 있는 곳이 두유 경혈점이다. 그리고 정수리에서 뒷머리 쪽으로 3센티미터 정도 내려온 지점이 백회 경혈점이다. 뒷목 양쪽에서 손가락으로 약간 강하게 누르며 올라가다보면 두개골이 시작되는 곳과 만나게 된다. 거기에서 다시 3센티미터 목 쪽으로 내려가면 그곳이 풍지 경혈점이다. 이마의 정중앙에서 약간 모발이 있는 부위가 상성 경혈점이다.

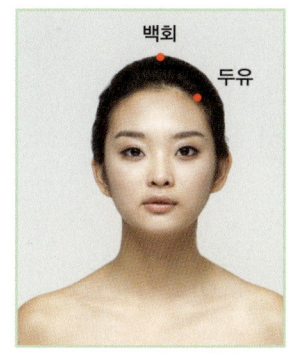
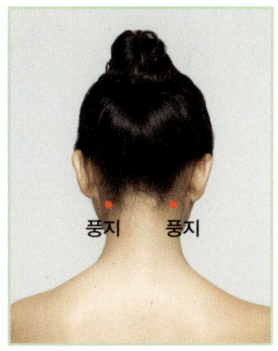

경혈점 자극하기

경혈점을 중심으로 좌우 양쪽을 함께 지압한다. 두 경혈점을 지압할 때는 엄지손가락의 지문 부분으로 경혈점을 눌러주면서 열까지 센 후 손을 떼고 다시 열을 센다. 다시 엄지손가락으로 눌러주면서 열까지 센다. 이런 동작을 대여섯 번 정도 반복한다.

두피 마사지하기

두피 마사지는 두피의 기혈순환을 좋게 하여 모근의 혈류량을 증가시키고 피지선을 자극해 분비를 촉진하여 모발에 윤기를 더해준다. 두피 마사지의 순서는 뭉쳐 있는 목과 어깨를 스트레칭을 통해 가볍게 풀어주거나 문질러주고, 그 다음 지문을 이용해 두피 전체를 눌러주는 것이다. 탈모로 고민하는 사람은 대부분 어깨, 목 그리고 턱 부분에 긴장이 많이 된 상태이므로 이 부분을 먼저 풀어주고 난 후 두피 경혈을 마사지해주면 더 효과적이다.

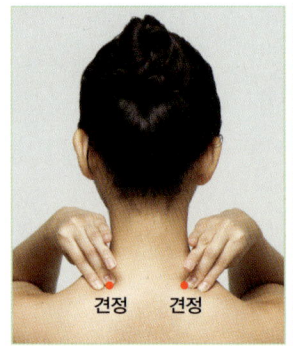
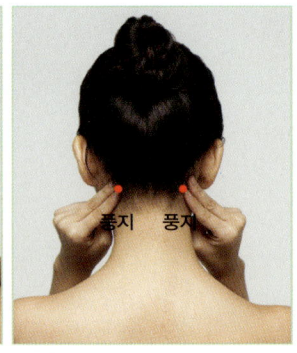
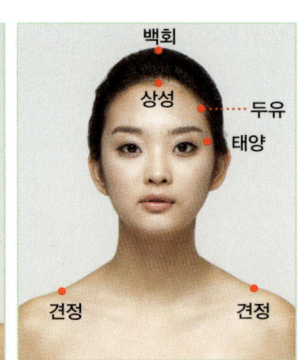

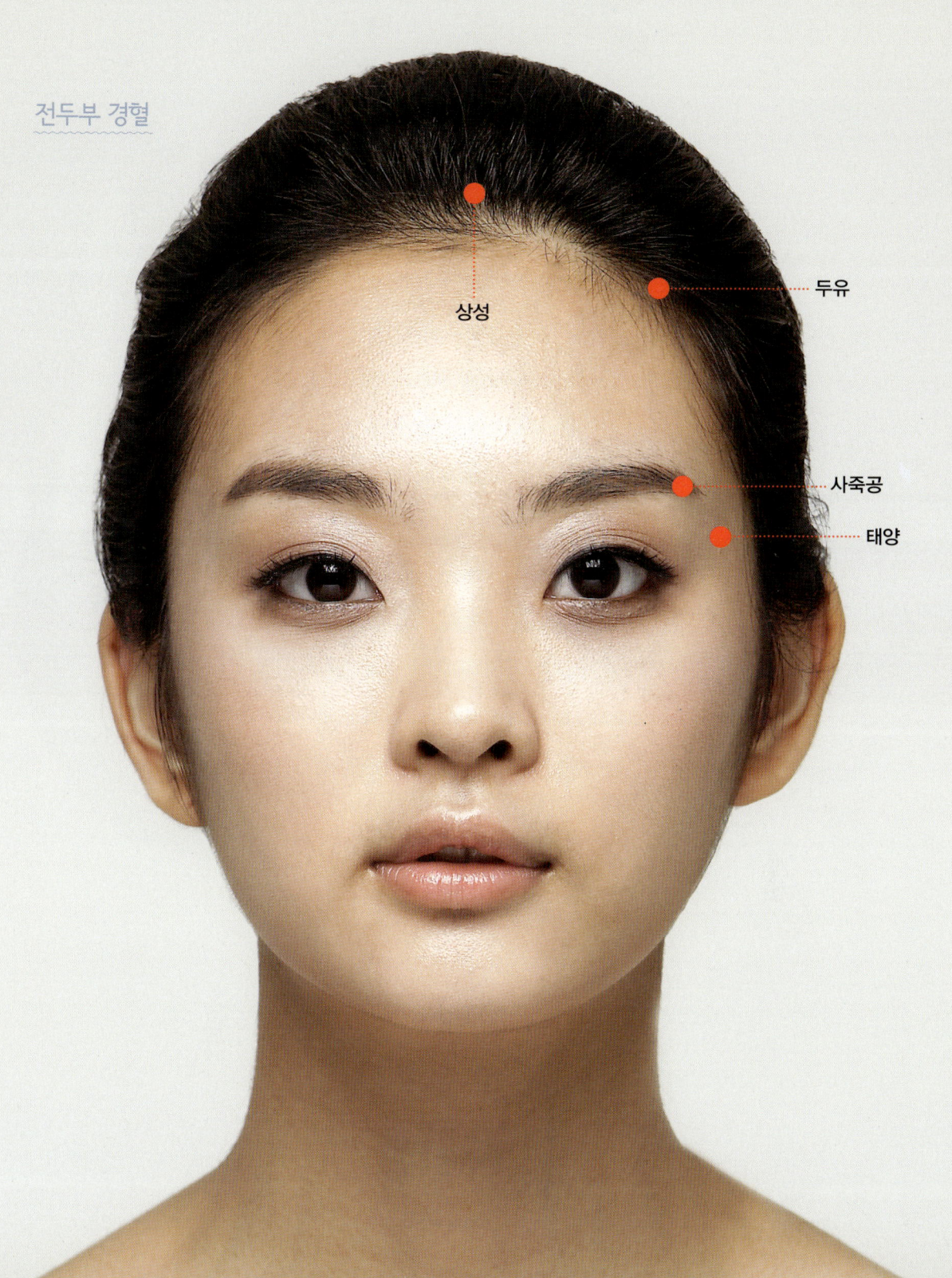

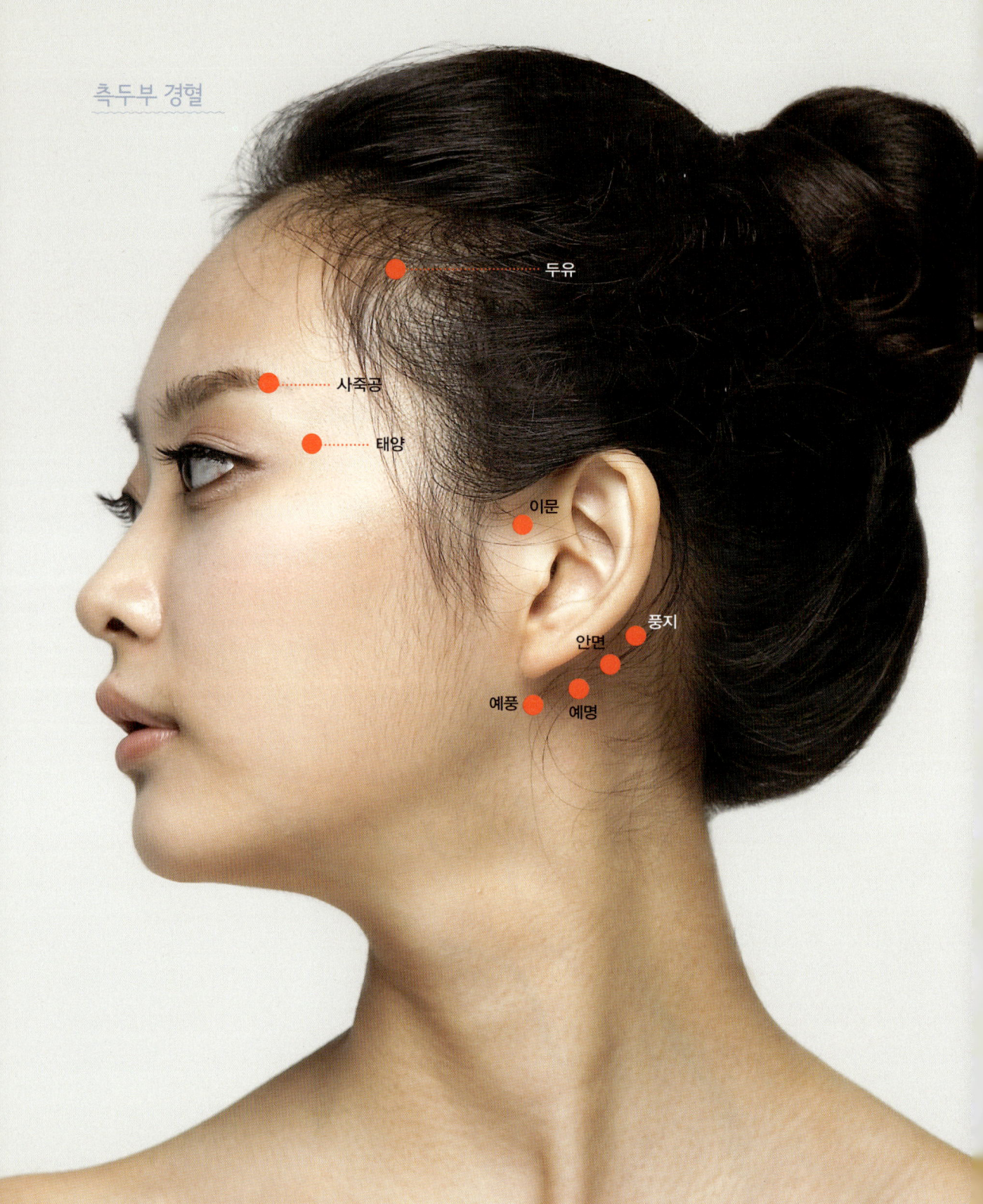

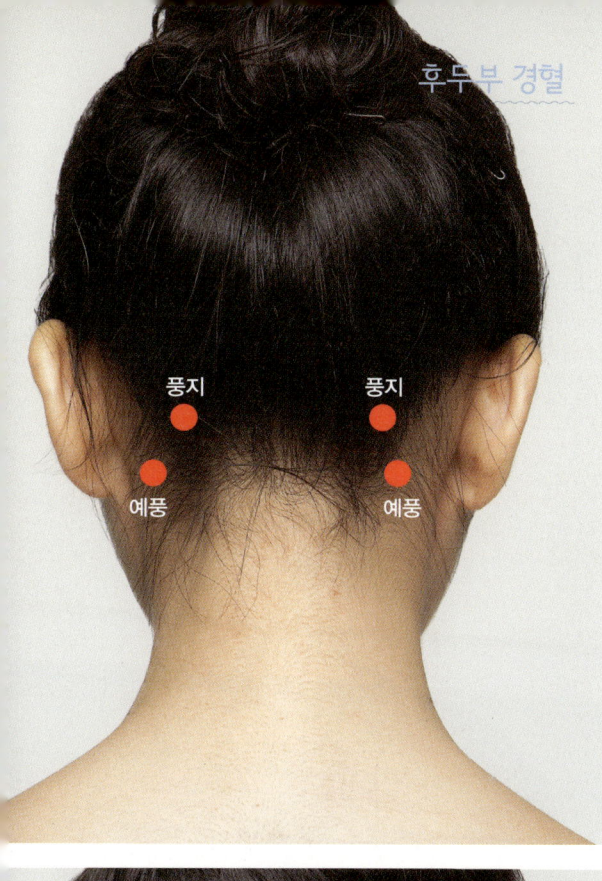
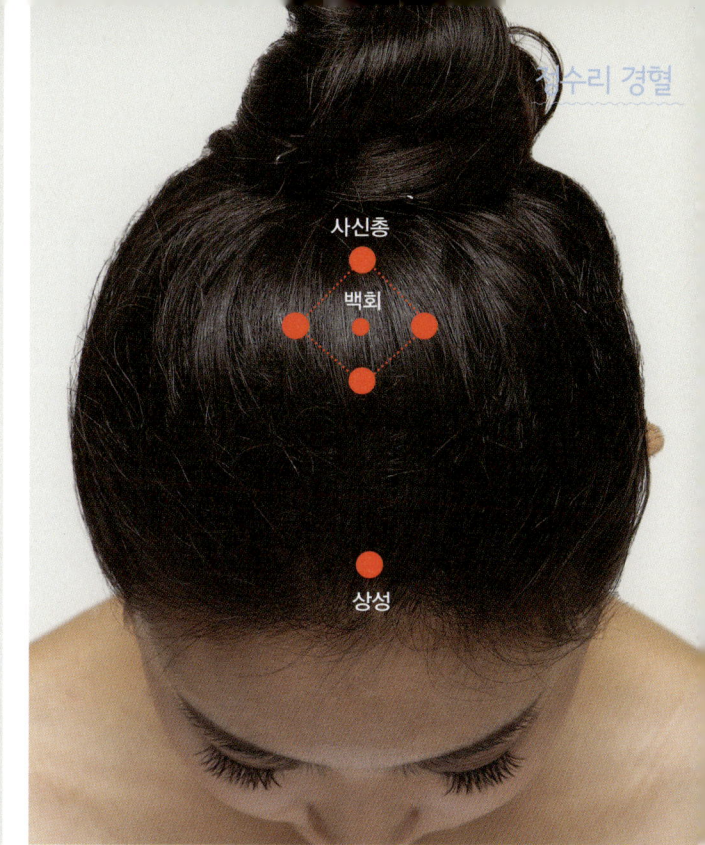
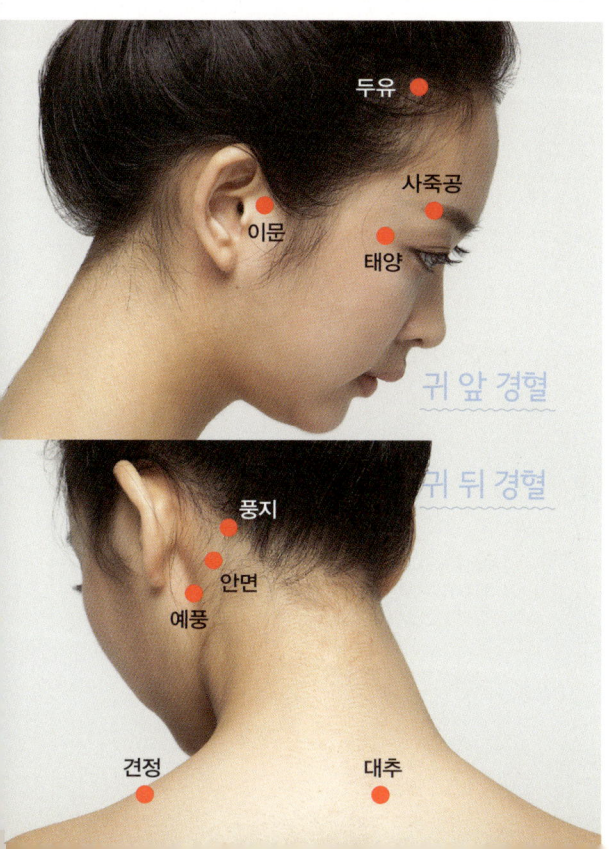
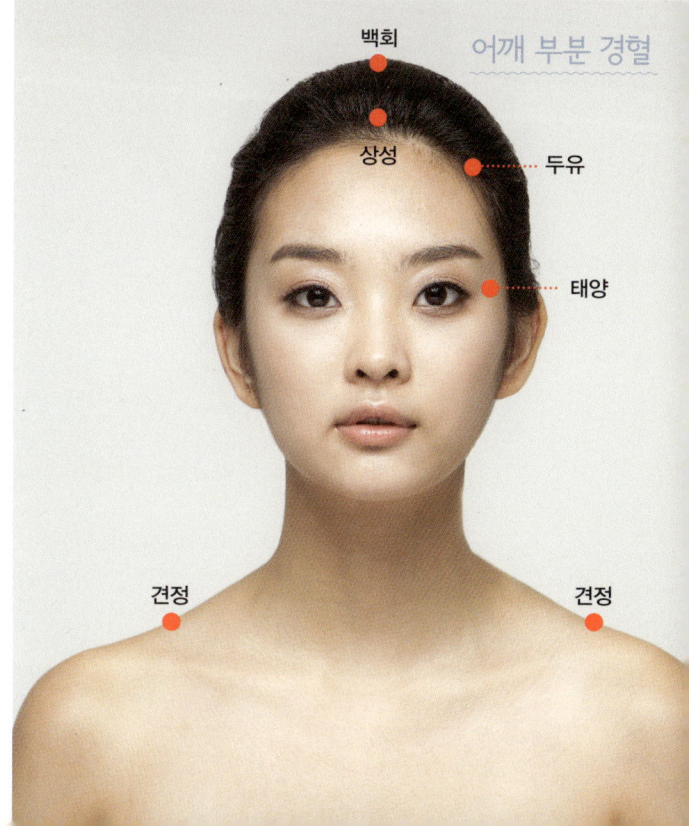

두피 피로 풀어주기

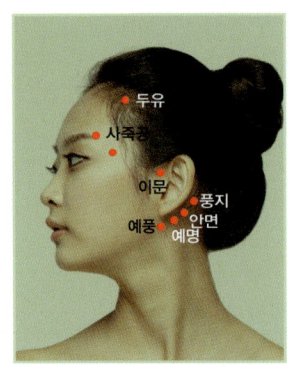

머리를 감았는데도 자꾸 가렵고 얼얼한 기분이 들 때는 두피가 상당히 지치고 피로하다는 증거다. 헤어케어를 동시에 하고 싶다면 에센셜 오일이나 팩제를 바르고 마사지를 실시한 후 15분가량 스팀 타월을 하는 것도 좋다.

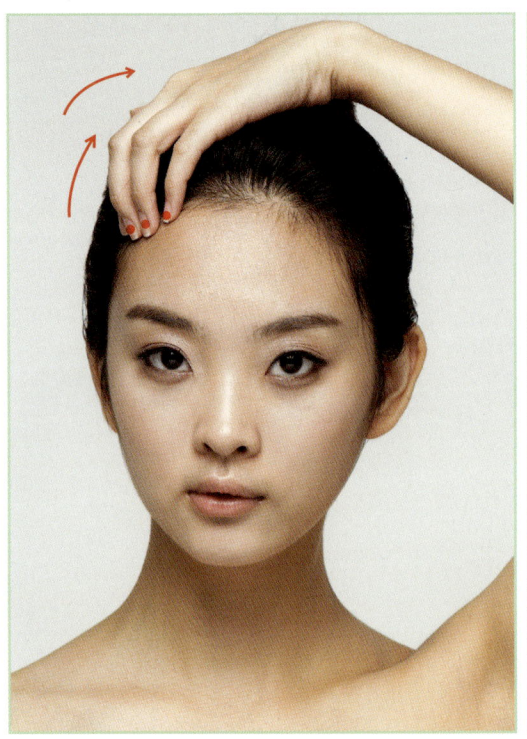

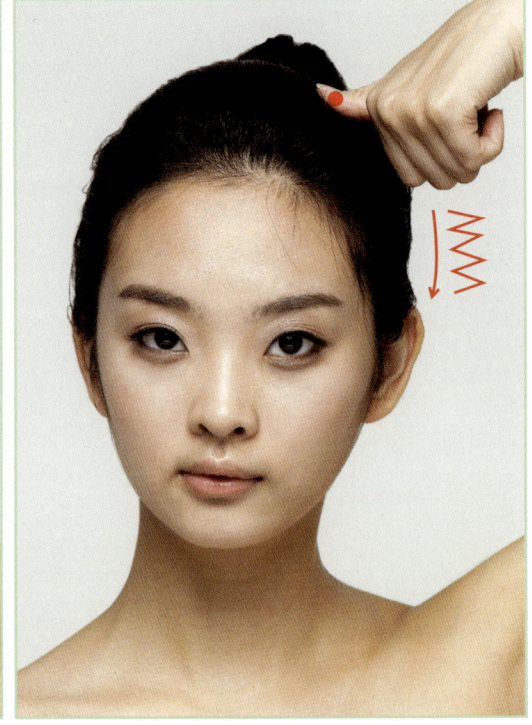

1 손가락 끝을 이용해 이마에서 뒤쪽으로, 바깥쪽에서 안쪽으로 문지르고, 다시 반대 방향으로 문지르며 마사지한다.

2 엄지손가락 지문 부분을 이용해 약간 힘을 주어 정수리에서 아래쪽 방향으로 두피 전체를 지그재그로 문지른다.

두피 마사지할 때 주의하세요!

1. 두피 마사지를 할 때는 귀의 위쪽과 뒤쪽에 근육이 풍부한 부위가 잘 풀려야 마사지 효과가 오래 간다. 피곤이 많이 누적되어 전체적으로 두피에 긴장이 심한 경우에는 먼저 측두 부위의 긴장을 충분하게 집중적으로 풀어주면 더욱 좋은 효과를 볼 수 있다.
2. 두피 마사지를 하면서 모발이 더 빠지는 느낌이 들 경우에는 두피 마사지를 멈추어야 한다. 그래도 마사지를 받을 때 시원함이 느껴져 좋다면 해당 부위를 약하게 손가락 지문 부위를 이용하여 가볍게 두드려주면 좋다. 지나친 자극은 오히려 모발을 더욱 빠지게 할 수 있으므로 자신의 상태에 따라 하루에 1~3회 정도 마사지한다.

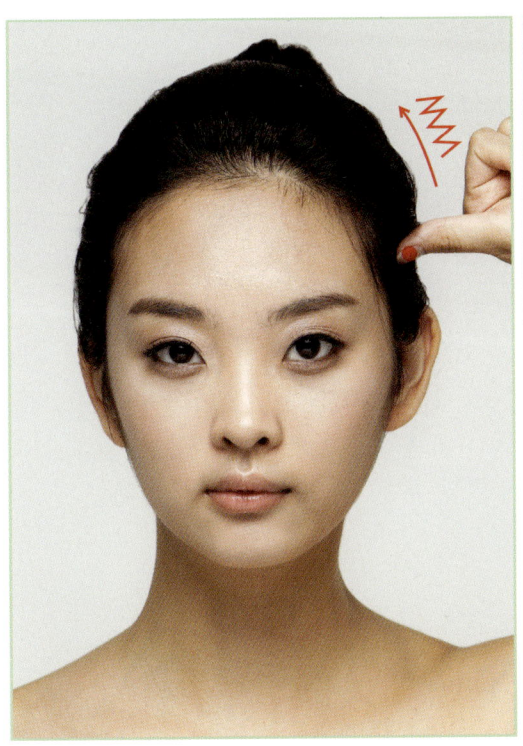

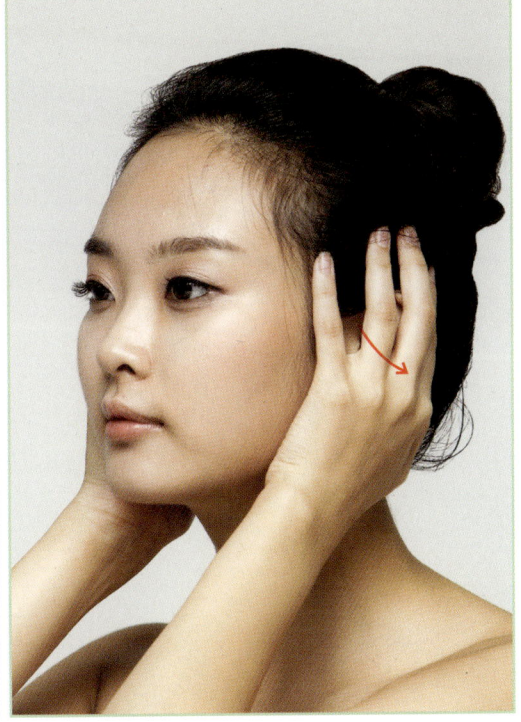

3 다시 밑에서부터 정수리 방향으로 올라가면서 지그재그로 마사지한다.

4 머리카락 사이에 손가락을 펴 집어넣고, 손가락을 붙이며 머리카락을 약간 뒤로 당기듯 하다가 놓으며 손을 빼준다.

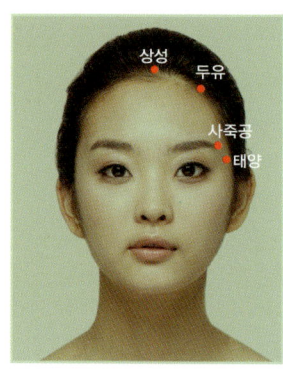

손상된 머릿결
회복시키기

피로나 지나친 긴장으로 두피가 딱딱해지면서 두피의 순환이 잘 안 되면 머리카락이 푸석거리고 힘이 없어진다. 본 동작은 두피를 가볍게 자극하여 혈액순환을 촉진시켜 모발이 더욱더 윤기 있고 힘있게 만든다.

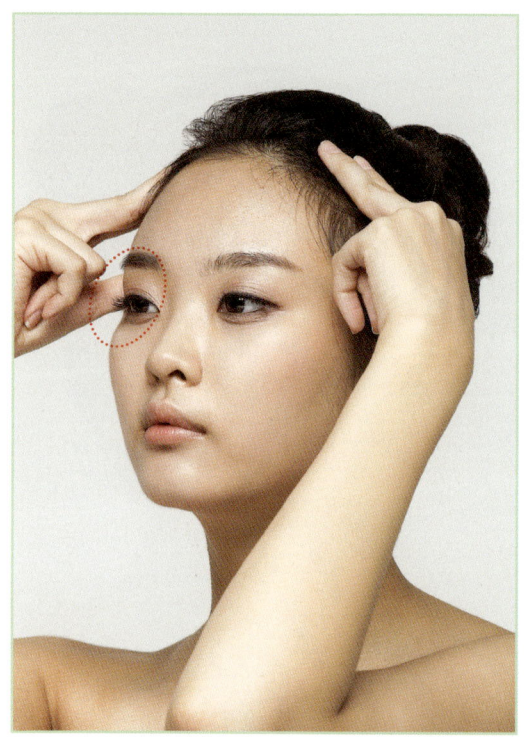

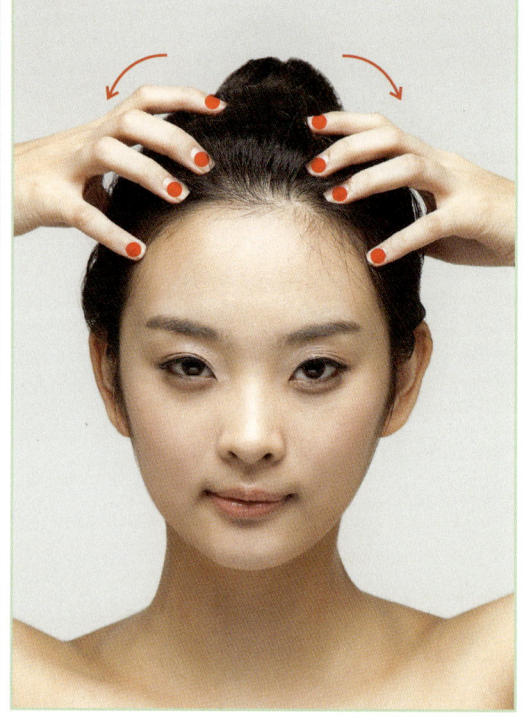

1 양쪽 엄지손가락 지문 부분으로 관자놀이를 지그시 눌러주면서 다른 손가락의 지문 부분으로는 이마의 머리카락 경계 부분을 누른다.

2 손가락을 세워서 끝부분에 힘을 주면서 그대로 빗질하듯 뒤로 돌려준다. 엄지손가락은 귀 뒤를 지나서 목에 이르도록 하고, 나머지 네 손가락도 정수리를 지나서 뒷목에 이르도록 한다.

두피 마사지할 때 주의하세요!

이 동작은 자극이 적으므로 크게 부담 없이 따라할 수 있다. 그러나 두드리는 동작을 지나치게 많이 하면 피지가 과다하게 분비되어 비듬이 많이 생길 수 있으니 적당히 하는 게 좋다.

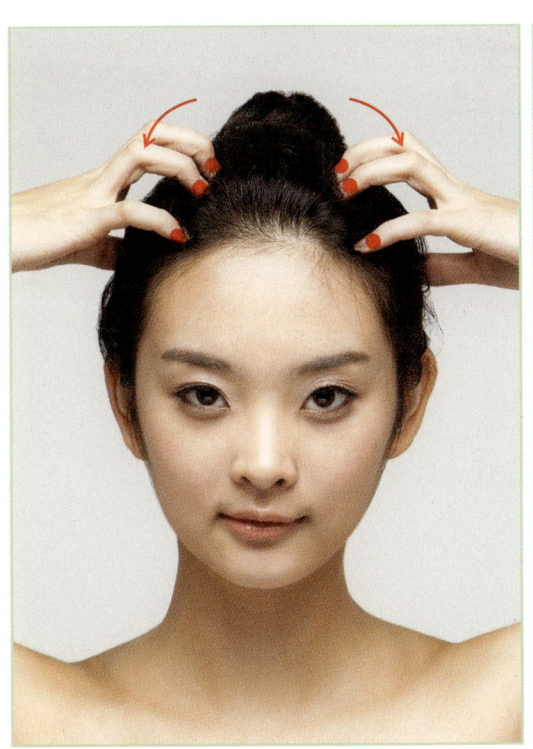

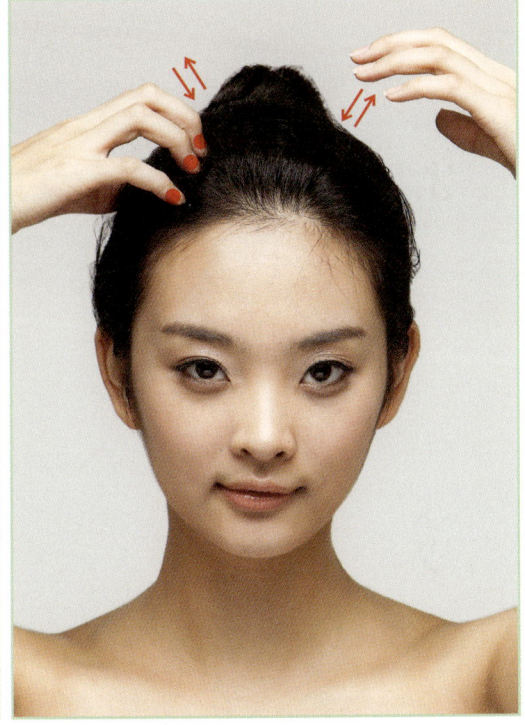

3 이마 앞부분에서부터 다시 손가락을 세워서 넘겨주되 이번에는 손가락 끝으로 누르고 2센티미터 정도 두피를 밀면서 뒤로 가고, 누르고 밀면서 뒤로 가는 동작을 반복해 뒤통수까지 마사지해준다.

4 손가락 전체에 힘을 주면서 손목과 팔의 힘을 이용해 두피를 골고루 두드려준다.

머리빗으로
두피 두드리기

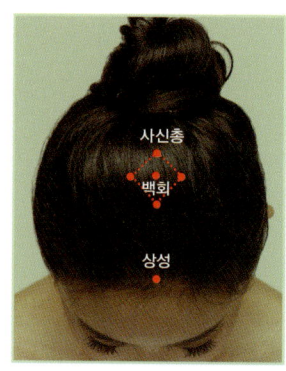

머리빗을 이용해 두피 전체를 가볍게 두드려주는 방법이다. 머리뿐 아니라 몸 전체가 시원하고 개운한 느낌을 받을 수 있다. 빗으로 두피를 두드릴 때는 빗이 수직이 되게 하고, 빗 자체가 아닌 손목의 반동을 이용해 튕기듯 두드린다. 빗은 끝이 둥근 모양으로 빗살이 넓고 쿠션이 있는 것(브러시)으로 준비한다.

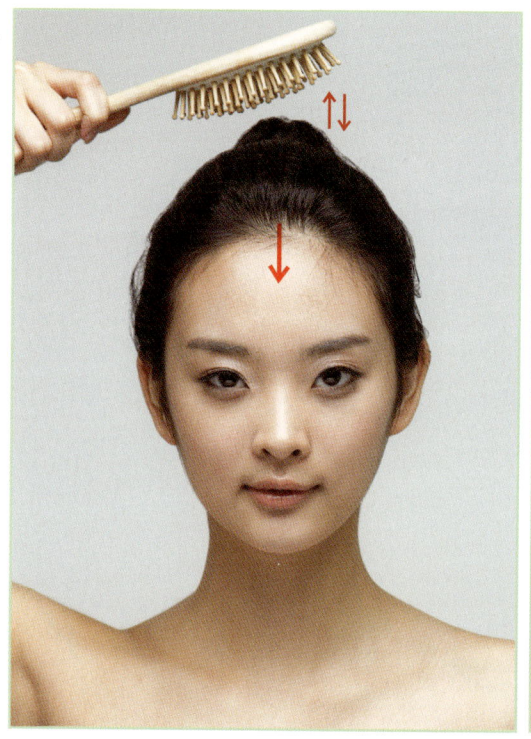

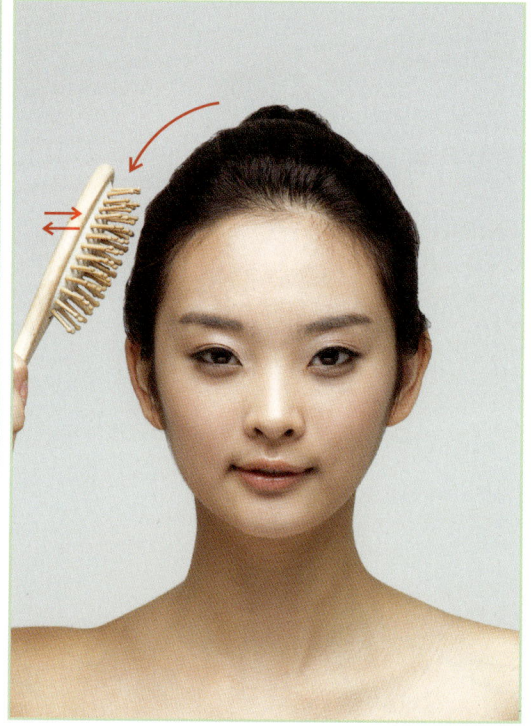

1 정수리에서 이마까지 가볍게 두들겨준다.

2 정수리에서 관자놀이까지, 다시 정수리에서 귀 뒤쪽까지 두드려준다. 오른쪽만 실시한다.

두피 마사지할 때 주의하세요!

이 동작을 할 때는 빗살 끝이 둥글고 굵은 브러시를 선택하는 것이 좋다. 또한 자극을 할 때 지나치게 세게 많이 두드리면 두피가 손상되므로 적당히 1일 2회 이내에서 하는 것이 좋다.

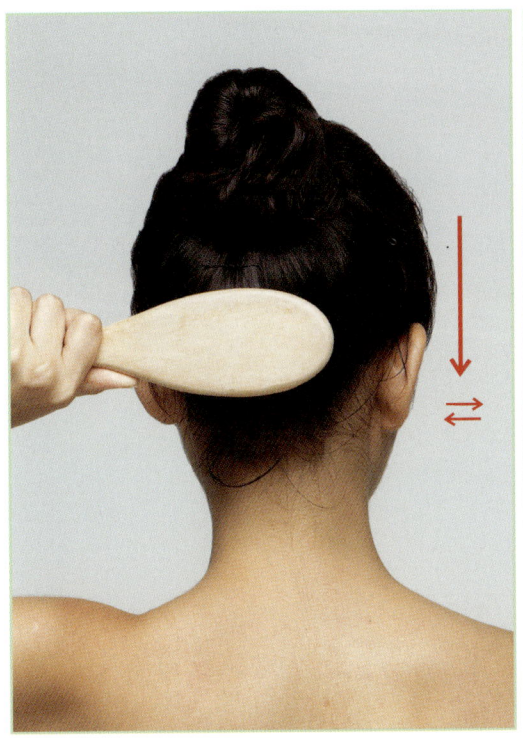

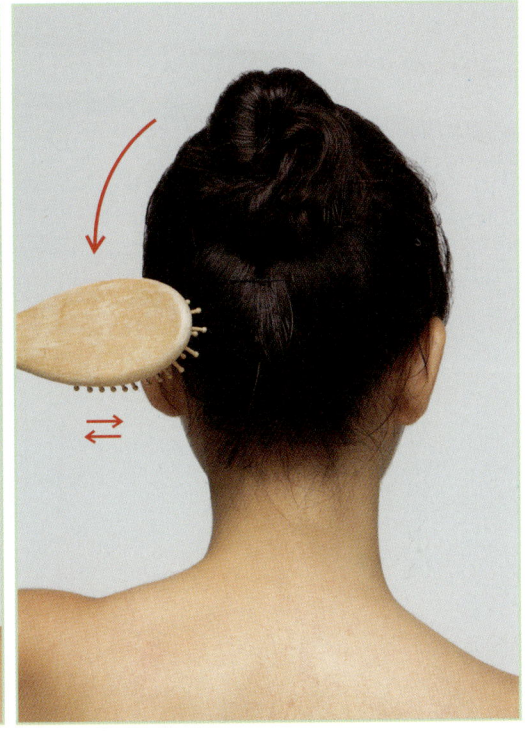

3 정수리에서 뒷목으로 머리카락이 난 부분까지만 두드려준다.

4 다시 정수리에서 왼쪽 귀 뒤까지, 그리고 다시 정수리에서 왼쪽 관자놀이까지 두드려준다.

아름다운 모발을 위한 샴심한 비법

샴푸 효과 두 배로 UP 시키기 ①

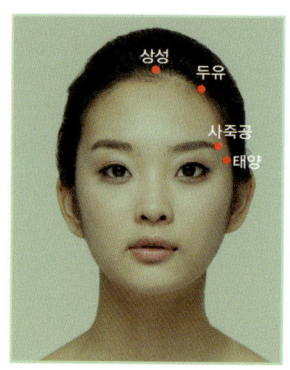

샴푸나 헤어 오일을 바를 때 마사지를 함께하면 한 번의 동작으로 마사지나 클렌징, 영양 공급 등의 효과를 같이 볼 수 있고, 따로 시간을 내서 두피나 모발을 관리하지 않아도 되므로 두 배로 효과를 높일 수 있다.

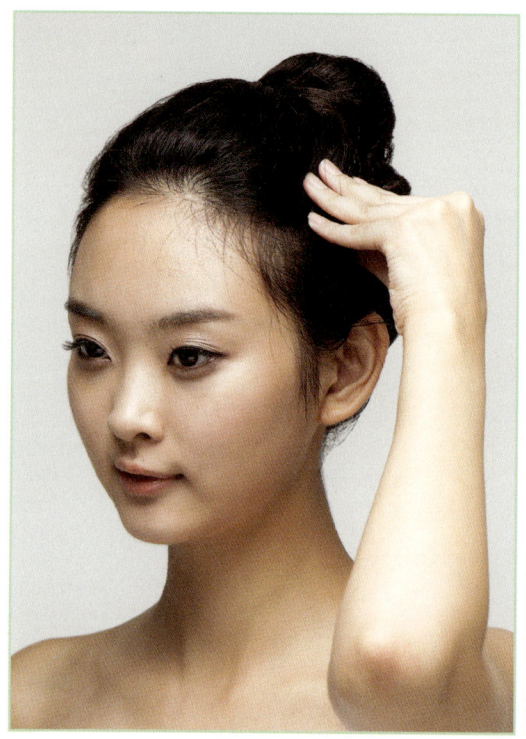

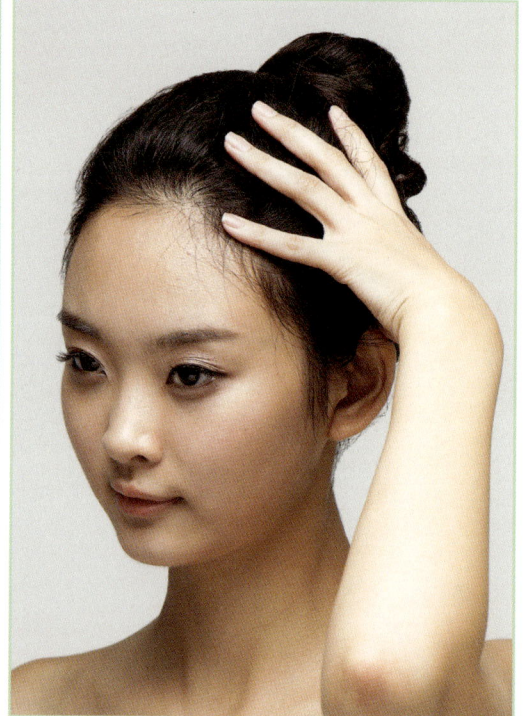

1 손가락을 세워 두피에 대고, 손목을 움직이지 않은 채로 손가락 끝을 모은다.

2 손목을 움직이지 않고 손가락 끝을 모았다 펴 주듯 두피를 문지른다.

샴푸할 때 주의하세요!

샴푸할 때는 자신에게 맞는 샴푸를 선택해야 한다. 두피가 건조한 타입은 보습 기능이 있는 샴푸가 좋으며, 지성일 때는 가능한 세척력이 좋은 샴푸를 사용하는 것이 좋다. 원래 피부가 건성인 사람인데 두피가 지성이라면 몸이 좋아지면서 다시 약간 건성 두피로 바뀌는 경우가 있다. 이때는 보습 기능이 강화된 샴푸로 바꿔주는 것이 좋다.

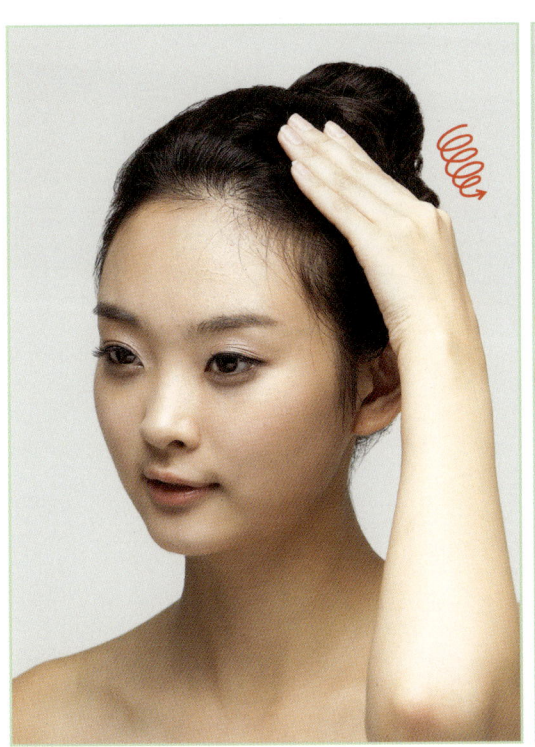

3 같은 방법으로 손가락 끝을 두피에 댄다. 이번에는 손가락을 움직이지 않고 손목의 힘을 이용해 나선형으로 약간 강하게 문질러준다.

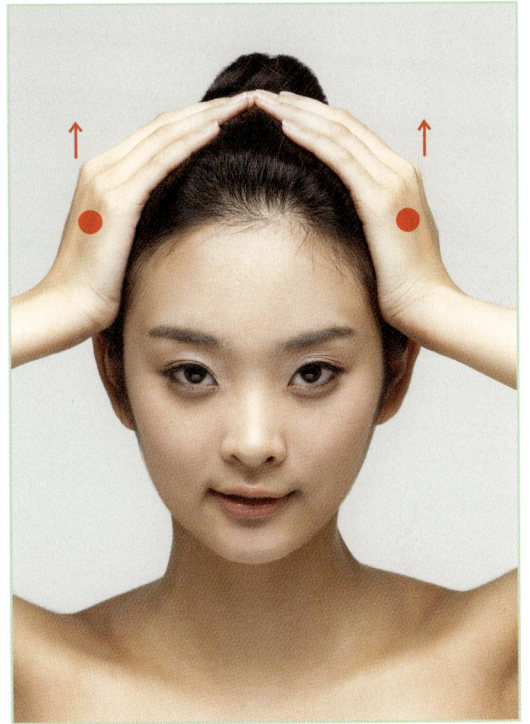

4 손가락 전체와 손바닥을 이용해 두피를 문질러준다. 정수리부터 시작해 바깥쪽으로 반복한다.

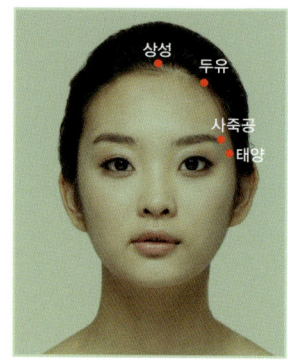

샴푸 효과 두 배로 UP 시키기 ❷

앞 동작과 마찬가지로 샴푸나 헤어 오일을 바를 때 마사지를 함께하면 한 번의 동작으로 마사지나 클렌징, 영양 공급 등의 효과를 같이 볼 수 있다.

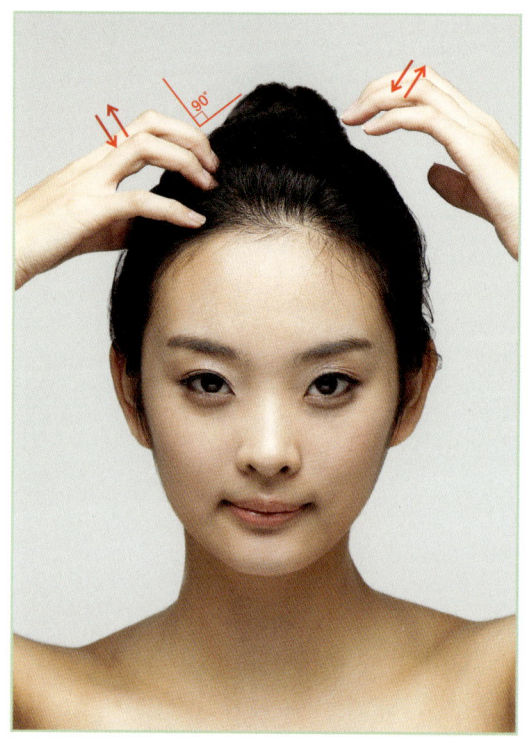

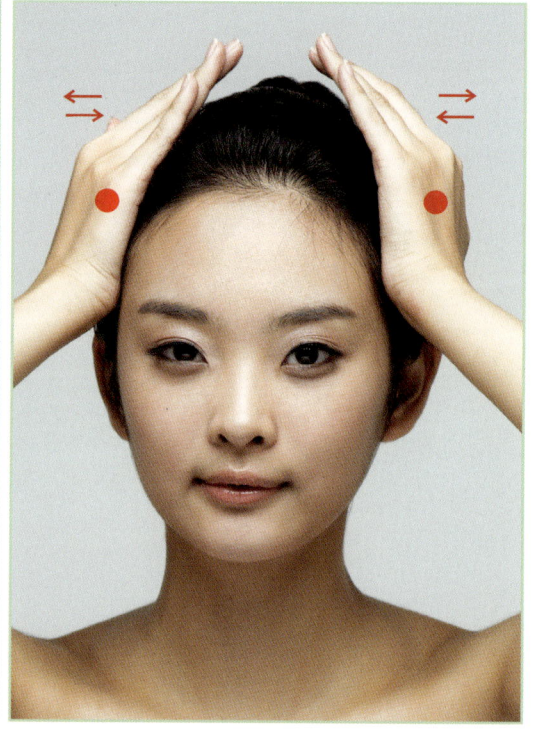

1 손가락을 세워 두피와 수직이 되게 하고 손목을 가볍게 움직이며 그 반동으로 두피를 두드려준다.

2 양 손바닥을 펴 두피를 감싸듯 강하게 눌러주었다가 힘을 빼는 동작을 반복한다.

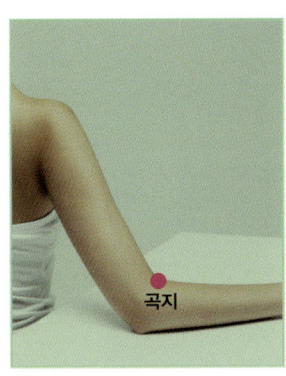
곡지

팔의 경혈 마사지

탈모와 함께 스트레스로 인한 피로감과 저하된 소화 기능을 느끼는 사람은 두피 마사지와 함께 손발의 경혈점을 자극해주는 것이 좋다. 탈모증을 침으로 치료할 때 사용하는 경혈인 곡지, 합곡, 족삼리, 혈해, 양구를 자극한다.

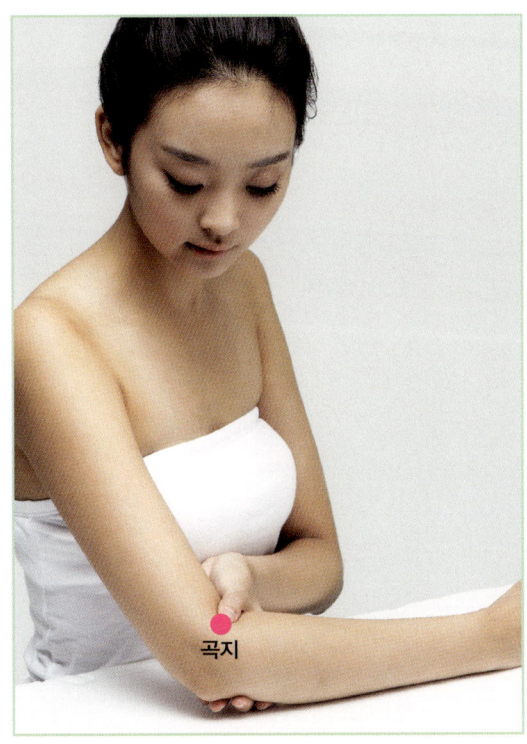
곡지

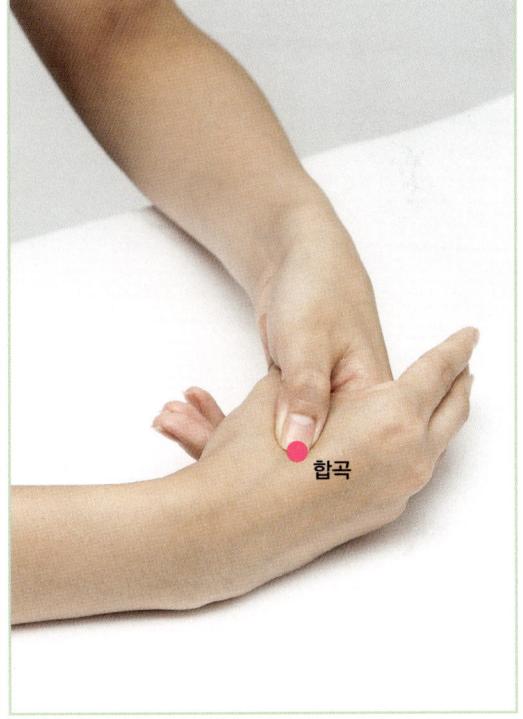
합곡

1 곡지를 엄지손가락으로 꾹 눌러준다. 곡지는 대장 경락에 속하는 혈자리로 통증과 열을 다스려준다.

2 합곡을 엄지손가락으로 꾹 눌러준다. 합곡은 대장 경락에 속하는 혈자리로 기운을 소통시키며 소화기 기능에 도움을 준다.

아름다운 모발을 위한 삼삼한 비법

다리의 경혈 마사지

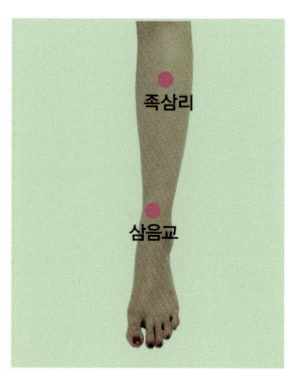

팔과 다리의 경혈점을 지압할 때는 엄지손가락의 지문 부분으로 눌러주면서 열까지 센 후 손을 떼고 다시 열을 센다. 다시 엄지손가락으로 눌러주면서 숫자를 열까지 센다. 이런 동작을 5~6회 정도 반복한다.

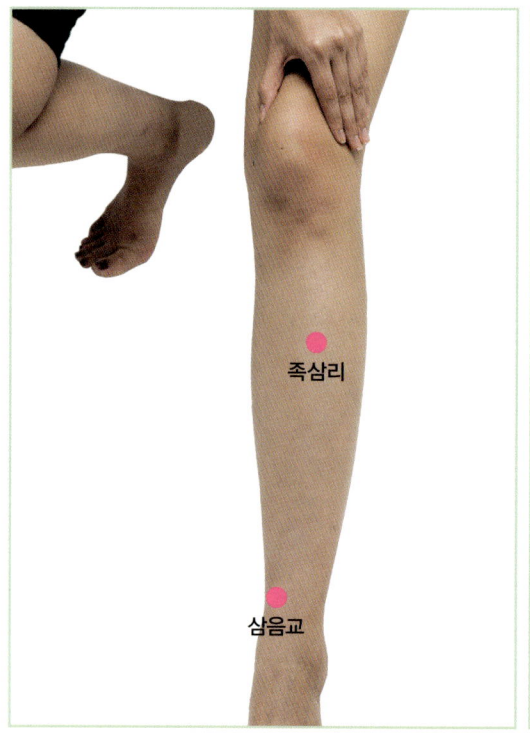

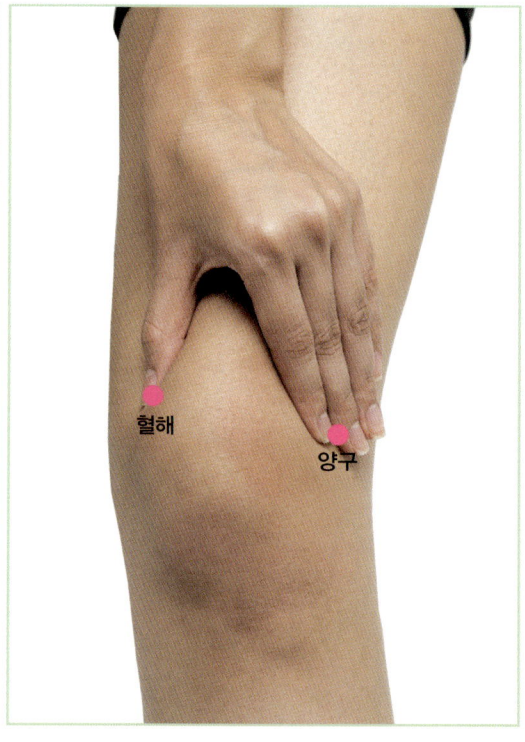

1 족삼리와 삼음교를 눌러준다. 족삼리는 위장 경락에 속하는 혈자리로 비위를 좋게 하고 허약한 부위를 보강해준다. 삼음교는 비장 경락에 속하는 혈자리로 스트레스를 풀어주고 소화기능을 좋게 한다.

2 혈해와 양구를 눌러준다. 혈해는 비장 경락에 속하는 혈자리로 열을 내려주고 혈액순환에 도움을 준다. 양구는 위장 경락에 속하는 혈자리로 위장 기능을 좋게 한다.

Plus Tip 어깨와 목의 긴장을 줄이기 위한 경혈 자극

탈모 환자는 어깨와 목이 많이 긴장되어 잘 풀리지 않는 경향이 있다.
어깨와 목의 지나친 긴장을 이완하기 위하여 여러가지 체조 동작을 하게 된다. 이밖에 일을 하거나 공부를 하면서 간편하게 견정혈을 반복적으로 주무르는 것도 도움을 줄 수 있다.

경혈점의 위치

목을 최대한 숙였을 때 제일 불쑥 올라온 뼈의 바로 아래쪽 경혈점이 대추혈이며, 견정혈의 위치는 대추혈과 어깨의 끝단을 이은 선의 정중앙 지점이다. 견정혈의 자극은 두피의 긴장으로 인한 탈모를 예방하는 데 도움을 줄뿐만 아니라 두통이나 불면증도 좋다.

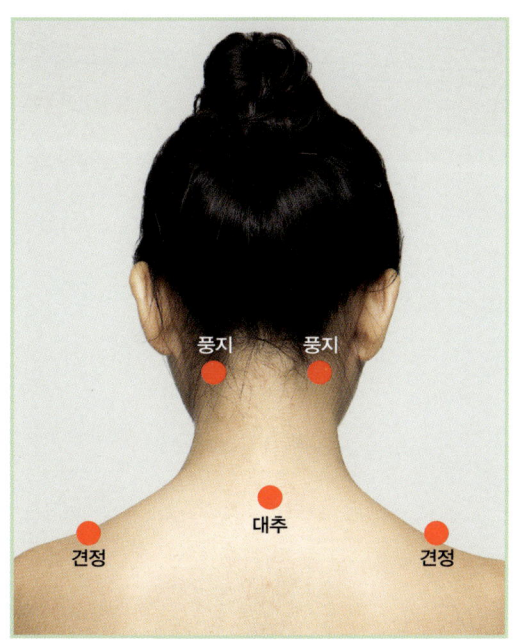

3분 두피 체조

탈모 치료를 위해 운동은 필수다. 우선 몸의 혈액 순환과 신진대사를 활발하게 하고, 땀으로 노폐물을 배출해야 하기 때문이다. 또 몸에 축적된 지방을 연소시켜 필요 없는 지방을 없애주고, 근육과 뼈를 튼튼하게 한다. 또한 운동을 하면 뇌에서 기분이 좋아지는 물질이 분비되기 때문에 스트레스 해소에도 큰 도움이 된다. 그러나 모든 것은 지나치면 좋지 않다. 아프거나 자극이 느껴지면 운동을 줄여야 한다. 두피 체조를 마냥 어려워 하는 이들을 위해 올바른 탈모 탈출 운동법을 소개한다.

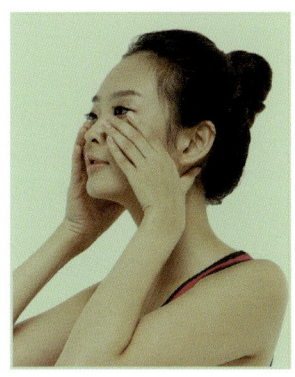

혈액순환을 위한 머리 운동

보통 탈모인 사람은 머리 전체를 두드리면 좋다고 알고 있다. 하지만 체계적으로, 영향을 주는 부위를 골라 두드리는 것이 중요하다. 혈관과 신경이 흐르는 길목의 두터운 부분은 천천히 비벼주는 것이 좋고, 혈관과 신경이 지나지 않은 얇은 부분은 살살 두드려주는 것이 좋다.

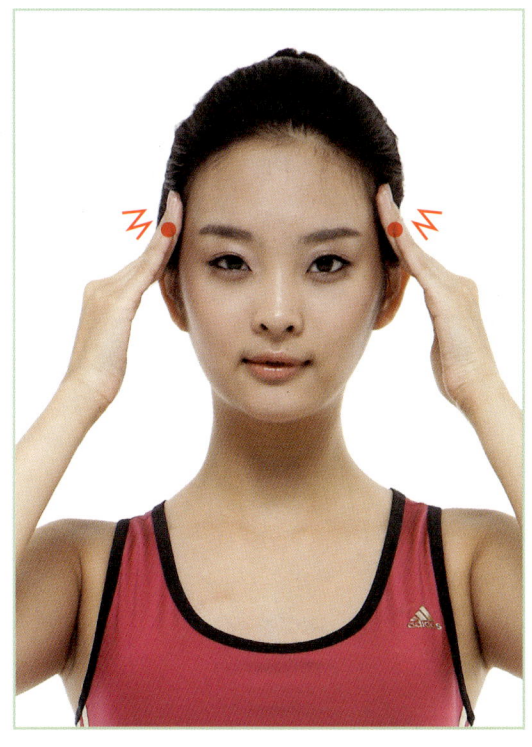

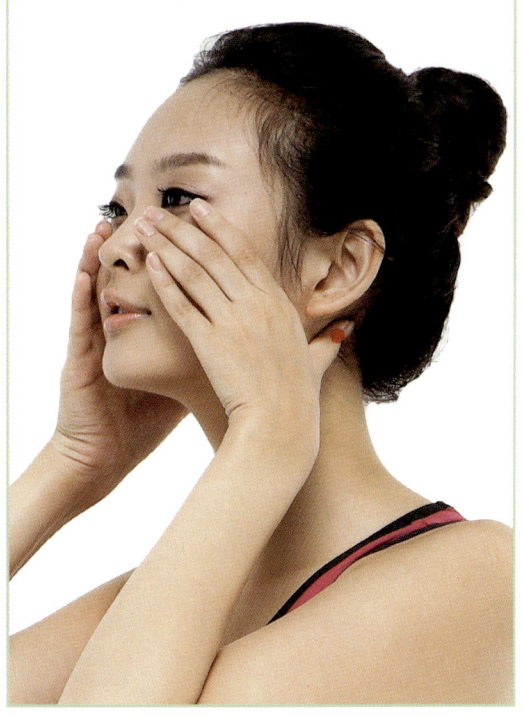

1 양 옆 머리를 눌렀을 때 아프지 않을 정도로 천천히 비벼준다. 위치는 귀 바로 윗부분이다.

2 귀 뒤에 움푹 나와 있는 뼈의 앞과 뒤를 천천히 비벼준다. 혈관과 신경이 지나지 않는 얇은 부위도 전체적으로 살살 두드려준다.

머리카락이 덜 빠지는
어깨·목 운동

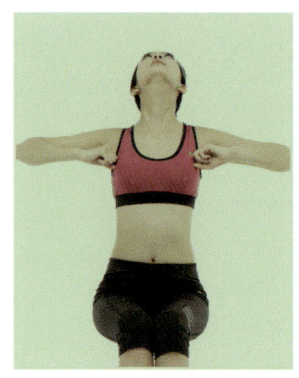

어깨뼈와 쇄골은 같이 움직여서 풀어주는 것이 좋다. 이 운동을 하면 턱선이 갸름해지고, 어깨가 가벼워진다. 또한 피부 톤이 맑아지고, 아침에 일어나는 게 훨씬 수월해지며, 머리를 빗을 때 머리카락도 덜 빠진다. 어깨와 목 운동을 한 세트에 10회 실시하고, 하루에 5세트를 해준다. 바람직한 방법은 아침에 일어나서, 저녁에 잘 때, 식사 후에 1세트씩 총 5세트를 해주는 것이 좋다.

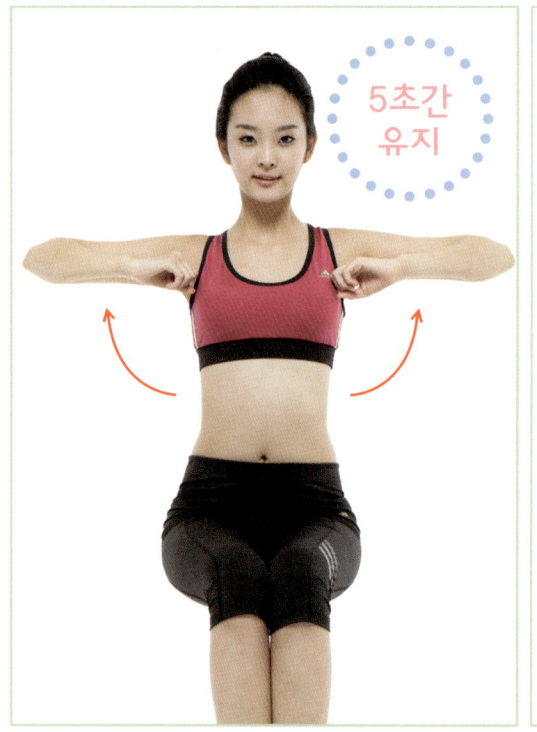

5초간 유지

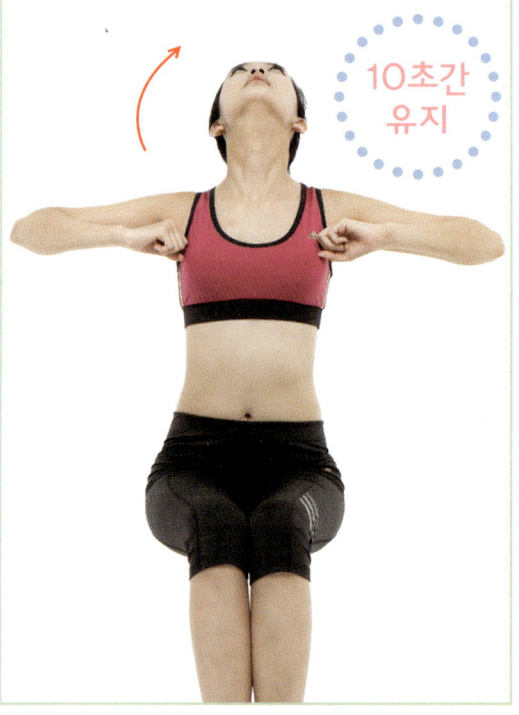

10초간 유지

1 허리를 세우고, 가슴을 최대한 펴고, 팔을 올린다. 팔 끝을 어깨 위로 최대한 올리고 5초 동안 유지한다.

2 이 상태로 고개를 뒤로 제치고 10초 동안 유지한다.

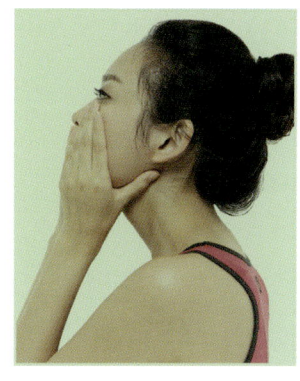

스트레스 풀어주는
턱관절 운동

탈모증이 있는 사람은 악관절과 귀 뒤쪽, 상부의 경추 부위가 긴장되고 통증을 느낀다. 적당한 스트레칭을 하면 이런 증상뿐만 아니라 두피 부위의 긴장도 줄이면서 탈모도 빠르게 완화시킬 수 있다. 이 운동은 출산 후, 스트레스 많은 사람, 치열 교정하는 사람에게 좋다. 치아의 뿌리를 튼튼하게 해주고, 턱관절 자체에 가벼운 스트레칭을 해주는 효과가 있다.

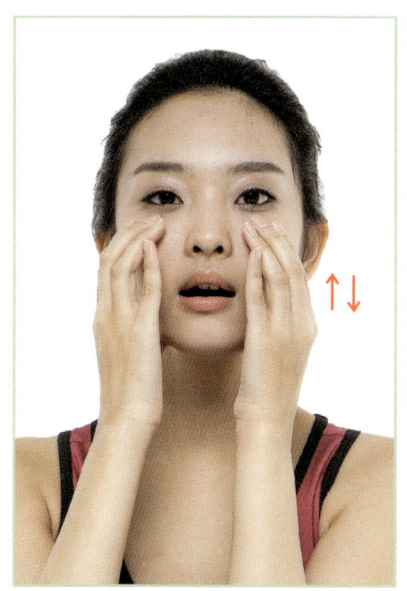

1 고치법으로 아랫니와 윗니를 약 10~20회 정도 부딪혀준다.

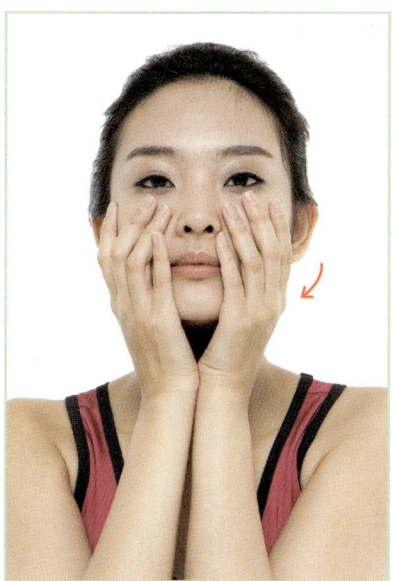

2 턱관절 밑을 잡고, 턱을 앞으로 약간 내밀어준다.

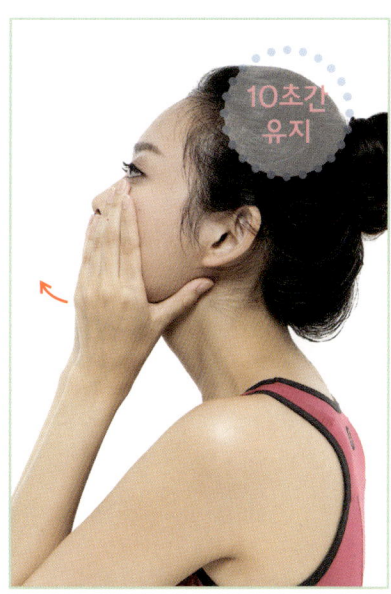

10초간 유지

3 아래턱을 쑥 내미는 듯한 느낌으로 10초 정도 유지한다.

3분 두피 호흡과 장운동

탈모에 문제가 있는 사람은 틀림없이 소화기 계통과 상관이 있다. 그래서 소화기 계통을 풀어주고 조절하는 호흡과 체조를 해주면 도움이 된다.

장 운동을 효율적으로 유도하기 위해서는 1단계에서 복식호흡으로 복부의 긴장을 풀어준다. 2단계는 심층 장마사지로 스트레칭해주는 것이 좋다. 소화기 계통의 기능이 좋지 않은 사람은 복식호흡을 잘 못하는 경향이 있다. 하지만 탈모증이 있는 사람에게 복식호흡을 유도하면 스트레스로 인한 긴장이 완화될 뿐 아니라 장의 움직임이 훨씬 좋아진다. 복식호흡을 하면 확실히 장의 움직임이 원활해지는 것을 느낄 수 있다.

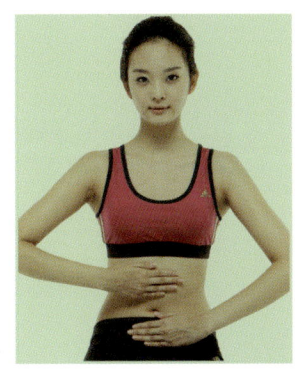

속 풀어주는
두피 호흡과 장 운동

탄수화물 위주로 식사하는 사람이 불규칙적인 식생활 패턴을 갖게 되면 위와 장이 원래 위치보다 현저하게 쳐지면서 소화기 기능에 문제가 생긴다. 이때 복식호흡을 한 후 소화기 심층 마사지를 해주면 만성 소화기 기능 저하나 만성 피로감, 손발이 차고 잘 붓는 증상도 없애면서 탈모증도 완화시킬 수 있다.

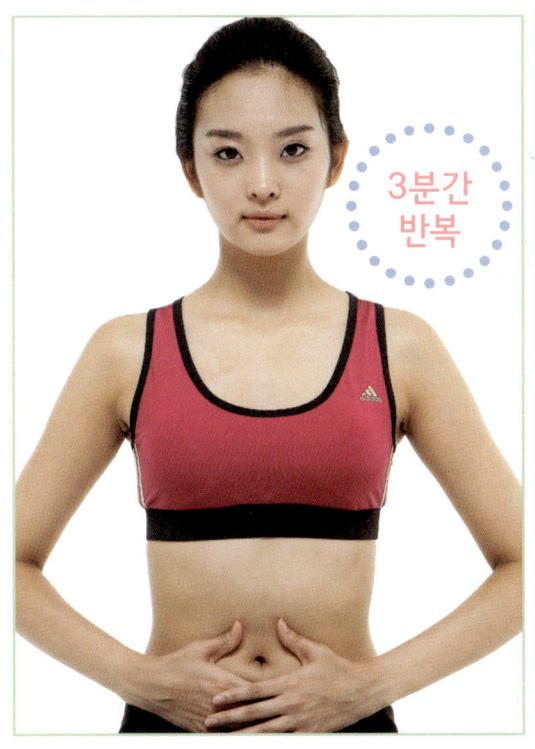

3분간 반복

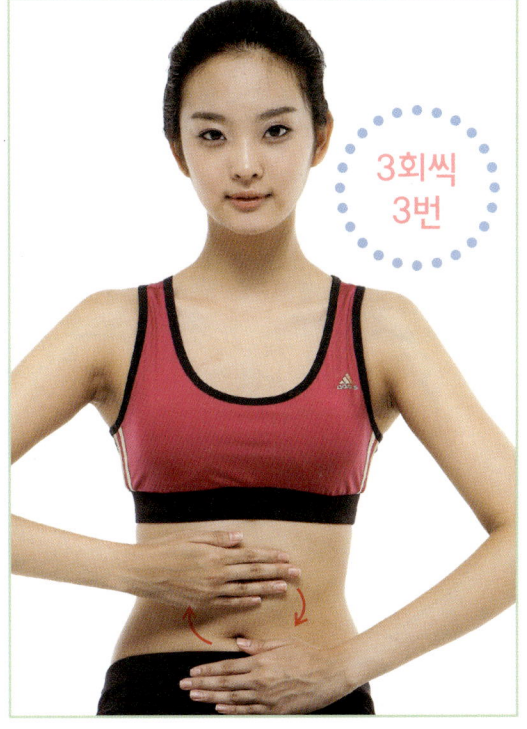

3회씩 3번

1 배꼽 아래에 두 손을 포개고 복식호흡을 한다. 3분간 반복한다.

2 두 손바닥을 시계 방향으로 돌려준다. 변비를 해소하고 소화력을 높이고 싶을 때는 아래서 위로 쓸어 올리고, 위에서 아래로 쓸어내린다. 3회씩 세 번 반복한다.

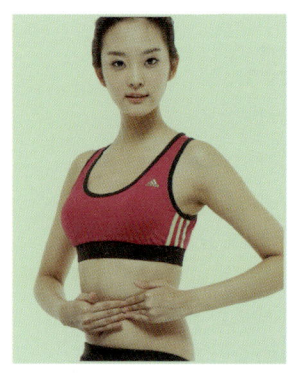

소화기
심층 마사지

탄수화물 위주로 식사하는 사람이 불규칙적인 식생활 패턴을 갖게 되면 위와 장이 원래 위치보다 현저하게 처지면서 소화기 기능에 문제가 생긴다. 이때 복식호흡을 한 후 소화기 심층 마사지를 해주면 만성 소화기 기능 저하나 만성 피로감, 손발이 차고 잘 붓는 증상도 없애면서 탈모증도 완화시킬 수 있다.

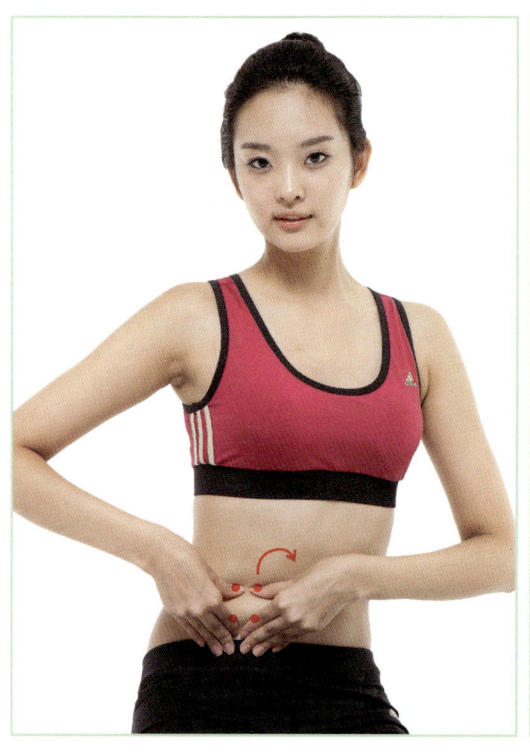

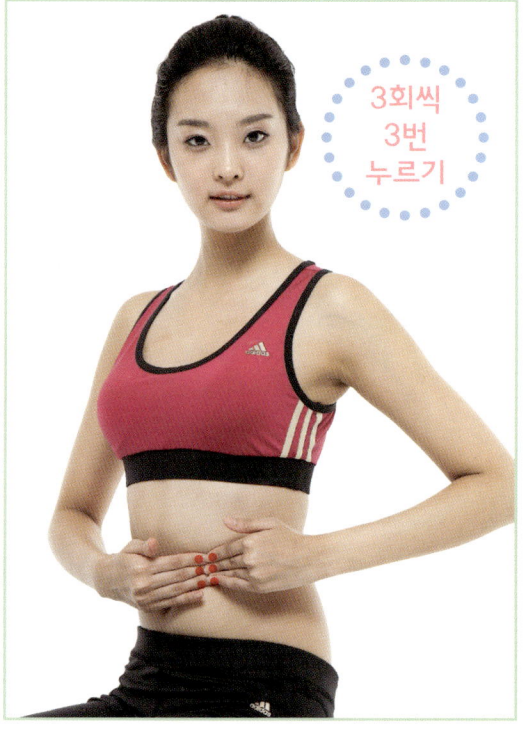

3회씩 3번 누르기

1 양손으로 뱃살을 시계 방향으로 잡아가면서 쥐어짠다. 스트레스가 심할 때는 오른쪽으로 올라가면서 뱃살을 쥐어짜고, 왼쪽으로 내려가면서 뱃살을 쥐어짠다.

2 배꼽 주변을 중심으로 5~7센티미터 떨어진 부위를 양손의 중지를 모아서 약간 깊게 눌러서 뱃살을 눌러준다. 통증이 느껴지기 시작할 정도의 깊이로 누른 채 속으로 하나, 둘, 셋을 세어서 세 번, 총 아홉을 센다.

Plus Tip 탈모 방지 아로마테라피

가장 간단한 방법
로즈마리나 라벤더, 레몬 등을 몇 방울 물에 떨어뜨려 두피를 적신 후 골고루 마사지하고 헹궈 낸다. 이 방법을 장시간 사용하는 것만으로도 탈모 예방에 상당한 효과를 볼 수 있다.
[사용법] 섞은 용액을 보관해두고 매일 조금씩 두피에 바른 후 마사지한다.

모발이 눈에 띄게 가늘고 약해지면서 빠지기 시작할 때
로즈마리 3방울 + 일랑일랑 3방울 + 오렌지 플라워 워터 1스푼

아로마 샴푸
천연 샴푸에 아로마오일을 혼합해 사용하면 손상된 모발의 회복, 발모 촉진 등의 효과를 볼 수 있다.

01 천연 샴푸 400g + 시더우드 5방울 + 로즈마리 5방울
02 천연 물비누 100ml + 로즈마리 6방울 + 라벤더 10방울 + 캐롯 6방울 + 호호바 오일 10방울

아로마 린스
헹굼물에 아로마 오일을 혼합해 헹궈주면 머릿결이 윤기가 있고 탄력이 생긴다.

1회분 헹굼물 + 레몬 3방울 + 로즈마리 5방울 + 라벤더 5방울

Plus Tip 10초 경락 마사지

머리카락이 빠졌거나 혹은 빠질 조짐이 보이는 사람은 사실 언제 어디서든 탈모에 대한 생각이 떠나지 않는 법. 사무실에서 잠시 기지개를 펼 때, 혹은 복잡하지 않은 지하철에서 탈모에 대한 걱정이 떠올랐을 때 잠깐 동안 두피나 머리카락, 또는 신체의 다른 부분을 만져줌으로써 간단한 경락 마사지를 할 수 있다. 머리카락이 살아나고, 언제 어디서나 두피를 시원하게 만들어주는 10초 경락 마사지 잘 따라해보자.

관자놀이 마사지
관자놀이를 비롯한 눈 부위의 혈액순환이 원활해야 탈모가 예방된다. 사무실에서 컴퓨터 화면을 오랫동안 들여다보고 피곤해졌을 때, 장시간 TV 시청을 한 후에 마사지하면 좋다.

01 먼저 10초 정도 양쪽 관자놀이 옆 부분의 머리카락을 당겨준다.
02 머리카락을 놓은 후 엄지손가락으로 5~10초 정도 관자놀이를 누르면서 문질러준다.
　　관자놀이를 누를 때는 아프지 않을 정도의 세기로 누른다.

뒷머리카락 당기기
두피 건강을 돕는 동작으로 틈틈이 해주면 힘이 없고 가늘었던 머리카락에 탄력이 생기는 효과가 있다.

01 가지런히 빗어 넘긴 머리를 한 손으로 한 움큼 움켜쥔다.
02 하나, 둘, 셋 구령에 맞추어서 3~5초 정도 당겨주고, 하나, 둘, 셋, 구령(3~5초 정도)에 맞추어서 놓아준다.
03 두피가 자극될 정도로 이 동작을 반복한다.

앞머리카락 당기기
기허성 변비를 동반한 탈모인 경우, 시간이 날 때마다 지속적으로 당겨주면 탈모 증세를 완화시키는 데 도움이 된다.

01 앞쪽의 머리카락을 움켜쥐고 가볍게 당겨준다.
02 아프지 않을 정도의 세기로 6~10초 정도 당겨준다.

머리카락 두드려주기

머리카락과 두피에 당기는 느낌을 주어 탄력을 회복시키는 방법. 머리카락이 유난히 가늘어졌다고 느껴질 때 실시하면 좋다.

01 머리카락을 한 움큼 쥐고 끝을 당긴다.
02 모근 근처를 빗으로 10번 정도, 통증을 느끼지 않을 정도로 두드려준다.

머리 가운데 라인 눌러주기

두피의 피로를 간단하게 회복시키는 방법. 머리가 띵하거나 현기증이 느껴질 때 효과적이다.

01 한쪽 손의 가운데 손가락 세 개를 모아서 붙인다. 세 손가락의 끝을 이마 가운데 부분에 놓고 아프지 않을 정도의 세기로 누르고 미는 동작을 반복한다.
02 정수리와 뒤통수를 지나 뒷목 부분에 이르기까지 한 번 지나갈 때 약 20~30초 정도 걸리게 하며 동작을 반복한다.
03 양쪽 손의 가운데 세 손가락을 이용해 양쪽 귀 윗부분에서 뒤통수 한가운데까지 같은 동작으로 마사지한다.

손등 눌러주기

손 역시 인간의 오장육부가 한 자리에 숨 쉬고 있는 곳. 두피의 피의 흐름을 좋게 하는 지점을 찾아 눌러준다.

가운뎃손가락 뼈의 손등 부분 한가운데와 그 양 옆을 손톱, 이쑤시개 등으로 눌러준다. 누르고 쉬기를 반복한다.

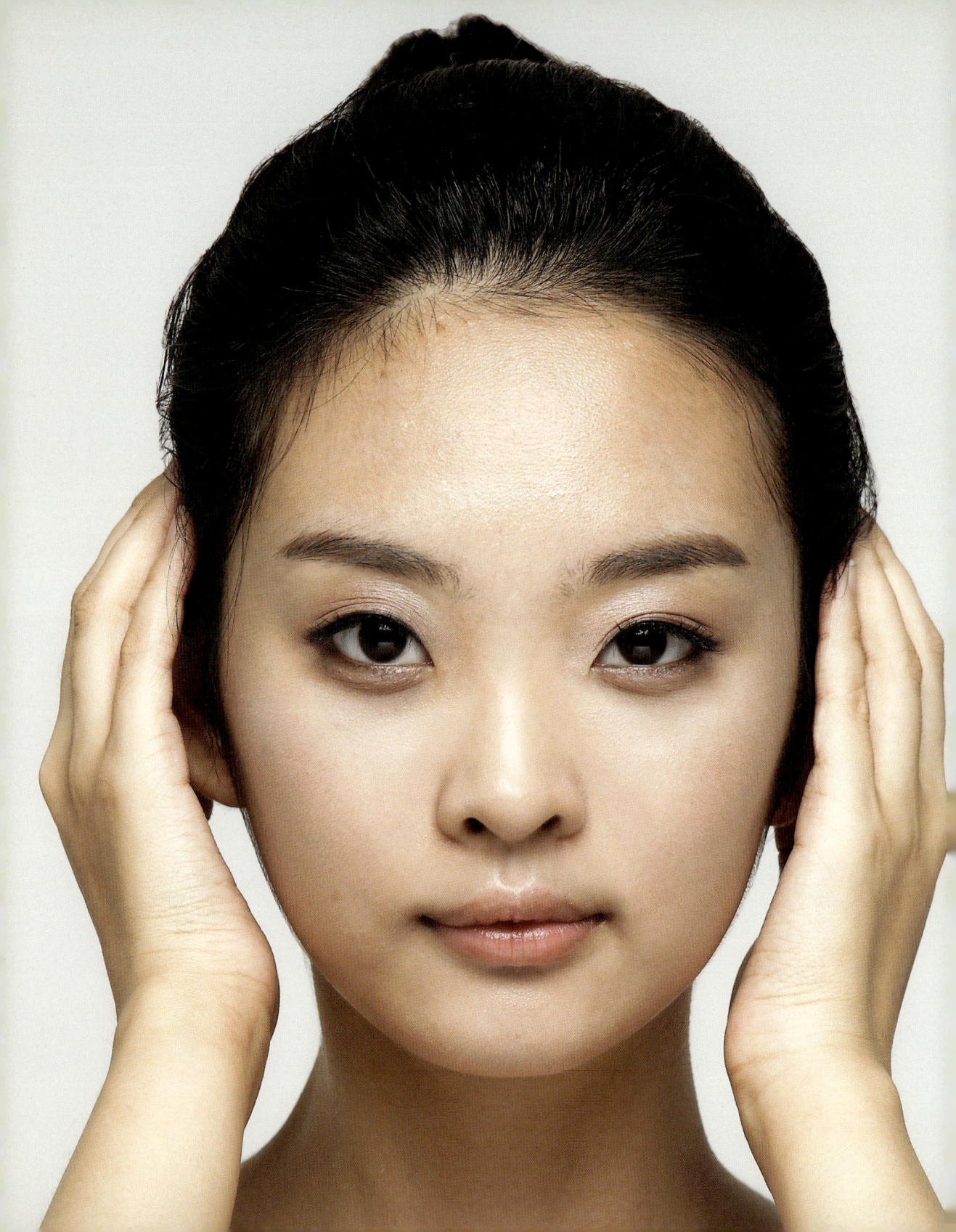

Part 04
증상에 따른 탈모 탈출 기체조

3장 '아름다운 모발을 위한 삼삼한 비법'은 탈모증이 있으면 일반적으로 모두 시행해야 할 방법이라면, 4장의 '증상에 따른 탈모 탈출 기체조'는 자신의 증상에 따라서 추가적으로 시행하면 도움이 되는 관리 방법이니 잘 따라해보자.

혈액 순환을 돕는 탈모 탈출 기체조

정도가 조금 심한 탈모증인 경우 탈모를 효율적으로 관리하기 위해서는 일반적인 자가관리 방법 외에 몸의 증상에 따라서 기체조 운동법을 해주면 더욱 좋다.

기체조는 몸의 순환을 원활하게 하는 데 도움을 준다. 평소 몸이 나른할 때 온몸을 쭉 펴며 기지개를 켜는 동작, 허리에 통증이 있을 때 허리에 손을 대고 엉덩이를 돌리는 동작, 통증이 느껴지는 팔·다리·어깨 등의 특정 부위를 주먹으로 두드리는 동작 등 우리가 일상에서 쉽게 접하는 모든 동작이 기체조에 속한다. 온몸의 혈액순환과 기의 흐름이 조절되어 두피와 머리카락에 충분한 혈액과 산소가 공급되므로 탈모 예방에 효과적이다.

탈모와 동반되는 흔한 증상들을 임상에서 자주 관찰되는 순서대로 정리하면 다음과 같다.

1 만성적인 피로감이 사라지지 않고 피곤하다.
2 소화 기능이 약하고 잘 체한다.
3 깊은 잠을 잘 못자거나 총 수면시간이 적다.

4 두통이 있거나 어깨, 목, 턱이 자주 아프고 긴장이 심하다.
5 감기에 자주 걸리거나 목소리가 잘 변한다.
6 만성 변비가 있다.
7 월경 기능에 이상이 있고 손발이 차며 아랫배가 뻐근하다.
8 갑상선 질환이 있다.
9 혈액순환이 잘 안 된다.

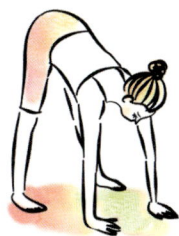

Plus Tip 운동으로 탈모 탈출하는 방법

일반적으로 탈모 환자 중에는 운동이 부족한 사람이 많다. 운동이 부족할 경우 가벼운 운동을 하는 것은 몸의 기능을 활성화시키고 전체적인 순환을 도와 탈모 치료 및 예방에 도움이 된다. 운동을 할 때 주의할 점은 배가 고플 때나 식사 후 바로 하는 운동은 피하는 것이다. 간단한 과일이나 채소를 먹고 운동을 하면 몸이 가벼워져서 운동의 능률이 향상된다. 또한 운동은 일정 시간 꾸준히 하는 것이 중요하며 지나치지 않아야 한다. 의욕만 앞세워 운동을 너무 과하게 하면 오히려 탈모를 부르는 독이 될 수도 있기 때문이다. 평소에 운동을 잘 하지 않는 사람은 처음부터 무리한 운동을 하지 말고 간단하게 할 수 있는 등산, 물구나무서기, 줄넘기, 달리기 등의 유산소 운동을 시작해볼 것을 권한다. 운동은 이틀에 한 번, 약 40분 정도 실시하면서 점차 시간을 늘려 매일, 80분 정도까지 늘려나간다. 평소 운동을 많이 하는 사람은 자신의 운동량에서 20~30%를 줄여본다.

증상에 따른
탈모 탈출 기체조
한눈에 찾아보기

1 어깨, 목, 턱이 자주 아프고 긴장이 심하다.(86쪽 참조)

2 소화기능이 약하고 잘 체한다.(89쪽 참조)

3 만성 피로감이 없어지지 않고 피곤하다.(100쪽 참조)

4 깊은 잠을 잘 못 자거나 총 수면시간이 적다.(110쪽 참조)

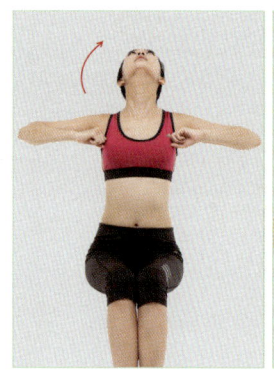

1. 머리카락이 덜 빠지는
   어깨·목 운동

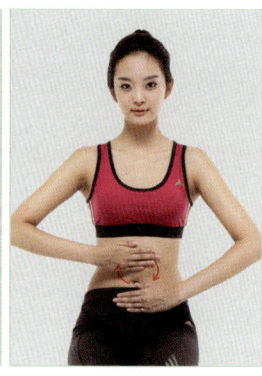

2. 속 풀어주는
   두피 호흡과 장 운동

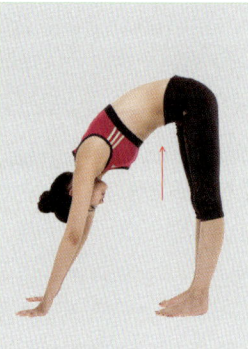

3. 온몸에 산소
   공급하기

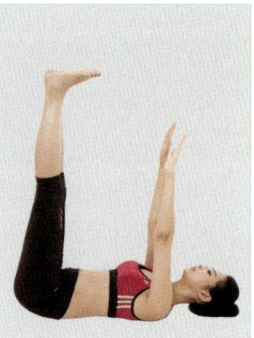

4. 숙면으로
   유도하기

5 감기에 자주 걸리거나 목소리가 잘 변한다.(114쪽 참조)

6 만성적인 변비가 있다.(116쪽 참조)

7 월경 기능에 이상이 있고 손발이 차며 아랫배가 뻐근하다.(118쪽 참조)

8 갑상선 질환이 있다.(122쪽 참조)

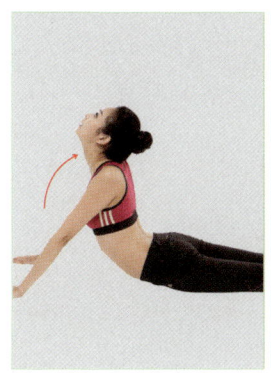
5. 호흡 기능 강화시키기

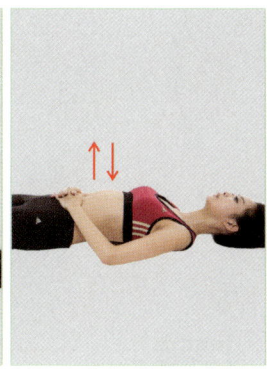
6. 변비 해소시키기

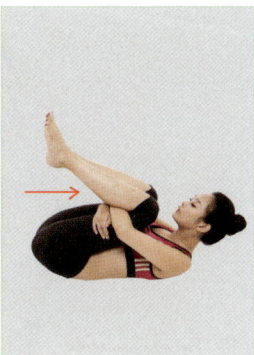
7. 생리불순 해결하기

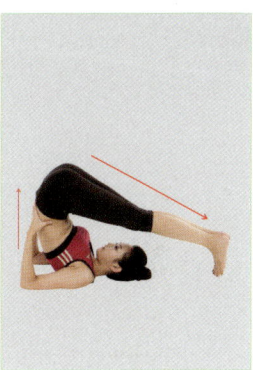
8. 갑상선 기능 강화시키기

만성 피로로 늘 피곤할 때

온몸에
산소 공급하기

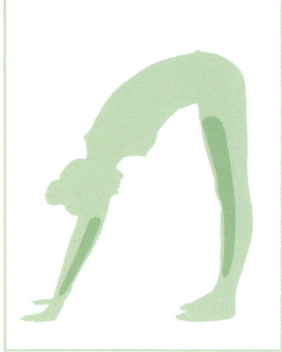

탈모 환자들이 자주 호소하는 증상은 만성 피로감이다. 시간을 내서 쉬어도 피로감이 없어지지 않고 계속 피곤하다고 느끼는 경우가 많다. 이때 이 동작을 해주면 온몸에 산소가 공급돼 피로감이 덜하다.

Plus Tip

만성 피로를 느끼는 사람은 얼굴의 T-zone 부위에 약간의 열감이 느껴지면서 소화 기능이 좋지 않은 경우가 많다. 머리카락도 힘이 없고 가늘어지는 것 같고, 많이 빠지는 것 같지는 않은데 머리카락이 없어 보인다는 느낌이 많이 든다. 머리카락이 가늘고 힘이 없어 누운 상태라 거울을 보면 두피가 드러나면서 머리가 더 없어 보이는 것이다.

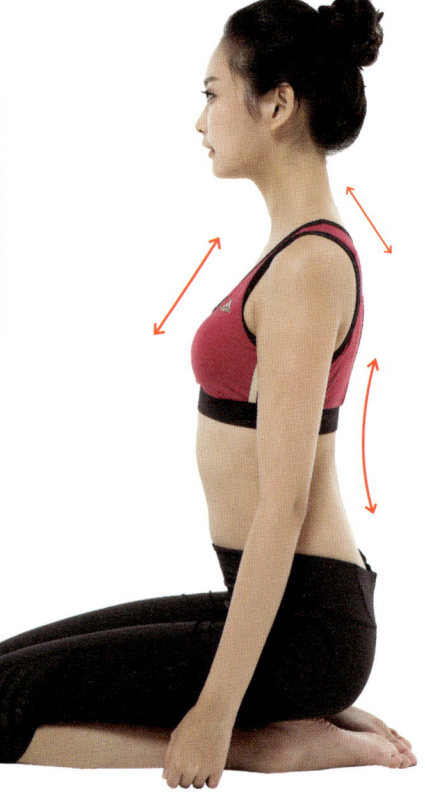

1 무릎을 꿇고 앉아 허리와 어깨, 가슴을 쭉 펴준다.

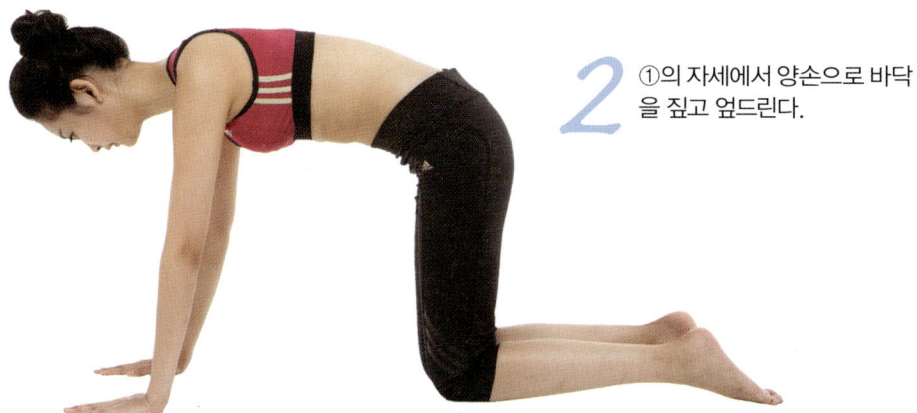

2 ①의 자세에서 양손으로 바닥을 짚고 엎드린다.

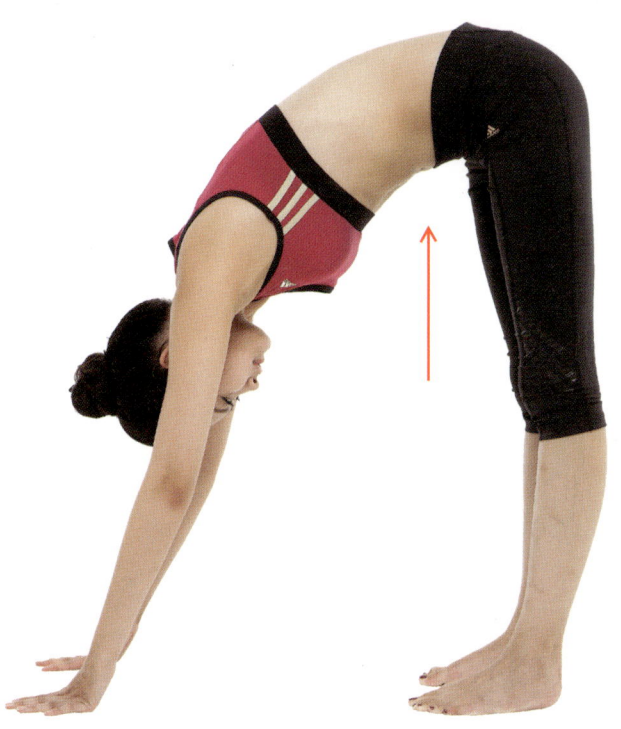

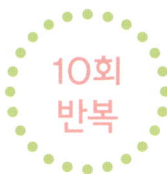

10회 반복

3 엉덩이를 하늘로 향해 밀면서 무릎을 펴준다. 머리는 안으로 당기고 정수리가 바닥을 향하도록 한다. 이때 아랫배는 힘을 주어서 긴장시킨다. 이 동작을 10회 반복한다.

만성 피로로 늘 피곤할 때

거북이 등 펴기 동작으로
만성 피로 해소시키기

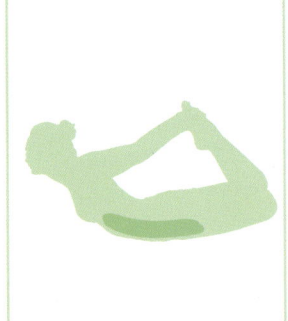

만성 피로감을 호소하는 사람은 호흡이 짧고 자세가 구부정한 경우가 많다. 구부정한 자세는 호흡기의 폐활량을 적게 만들고 소화기의 움직임을 약하게 만든다.

Plus Tip
유연성이 현저하게 부족한 사람은 이 동작 대신에 대중목욕탕의 욕조처럼 큰 욕조에서 5분 정도 몸을 덥힌 후 엎드려서 팔을 바닥에 짚은 상태로 최대한 등을 펴는 동작을 해주면 도움이 된다.

1 바닥을 향해 엎드린다.

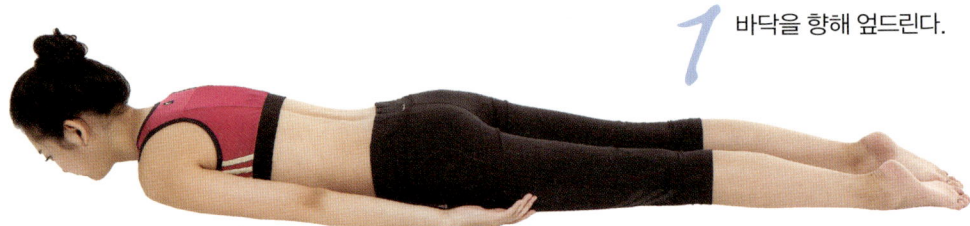

2 팔을 뒤로 해 양손으로 발등을 잡는다.

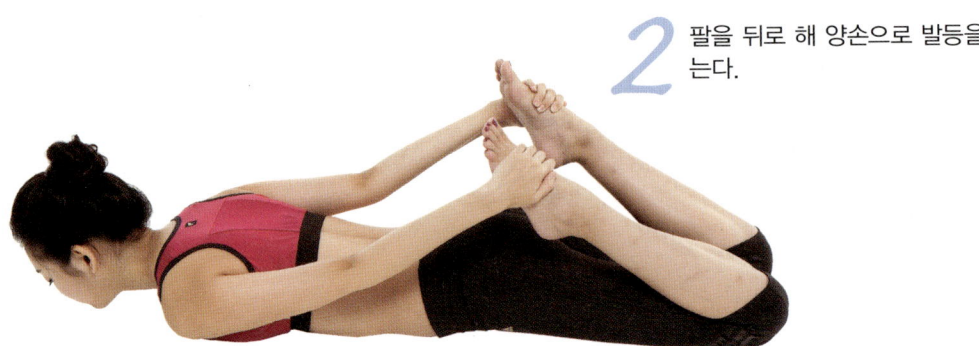

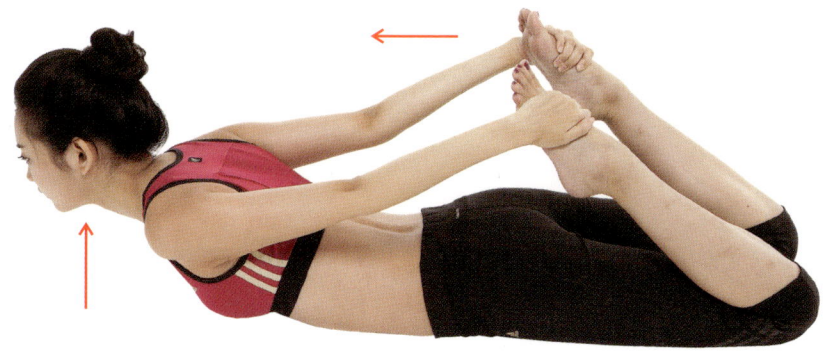

3 숨을 들이마시면서 어깨를 들어 올리고 발목도 당기면서 올려준다.

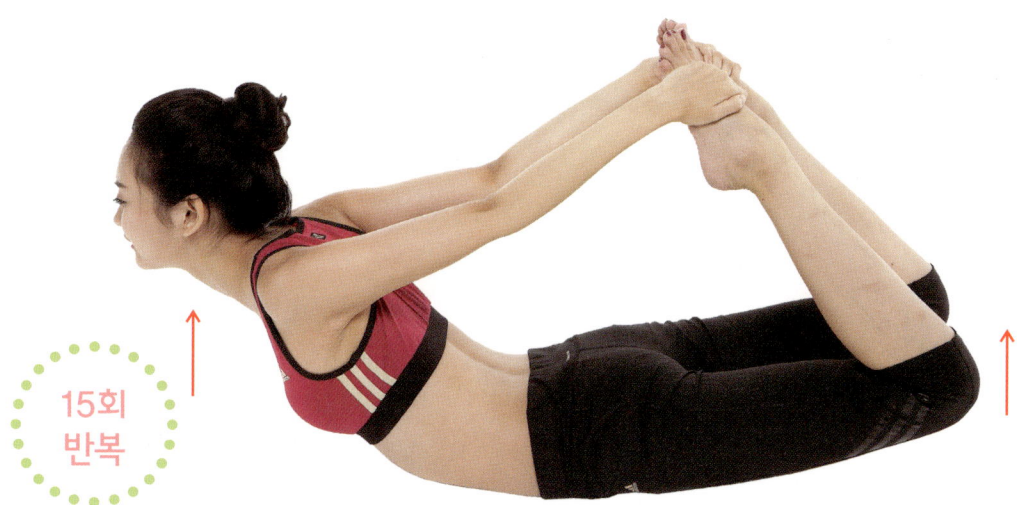

15회 반복

4 숨을 내쉬면서 머리를 최대한 뒤로 젖히고 발을 펴준다. 이때 5~10초 정도 참고 동작을 유지한 뒤 다시 2번 동작으로 돌아간다. 15회 반복한다.

목·어깨·턱이 아프고
긴장될 때

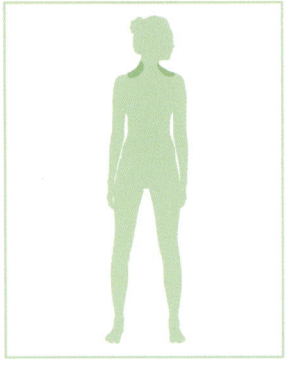

목·두피
긴장 풀어주기

탈모 환자들은 어깨, 목, 턱이 자주 아프고 긴장이 많이 되는 증상을 호소한다. 경혈점을 풀어주거나 악관절과 어깨를 스트레칭하는 동작만으로 충분하게 긴장이 풀어지지 않는 경우에 추가적으로 시행하면 도움이 된다.

Plus Tip
1, 2, 3번 동작은 연결 동작으로 시행하는 것이 좋으며, 목의 불필요한 긴장을 이완시키는 효과가 있는 4, 5, 6번 동작(106~107쪽)을 하기 위한 예비 동작이다.

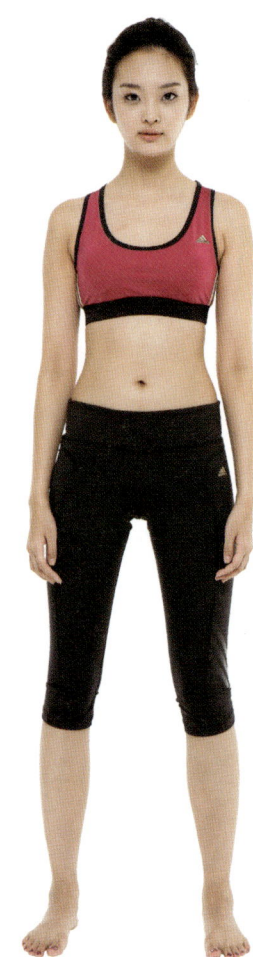

1 발을 어깨 넓이로 펴고 선다.

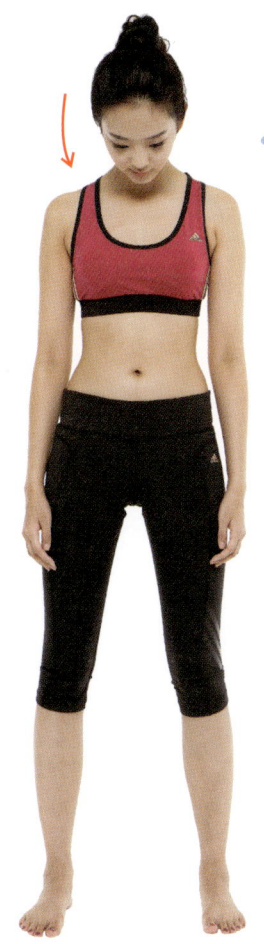

2 머리를 앞으로 숙이고 힘을 뺀다.

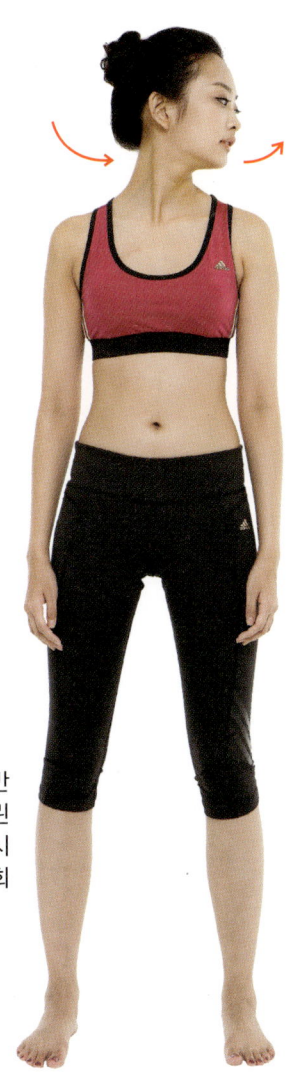

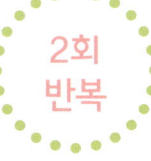

2회 반복

3 머리를 왼쪽부터 시계 반대 방향으로 천천히 돌린다. 2회 시행 후 다시 반시계 방향으로 돌린다. 2회 반복한다.

잠을 깊게 못 잘 때

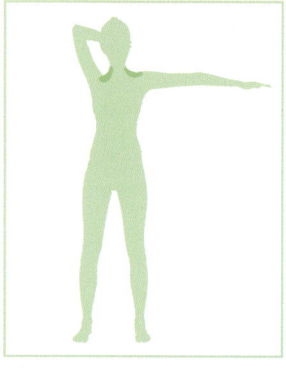

목·두피
긴장 풀어주기

이 동작은 목과 어깨의 긴장을 풀어주고 약해져 있는 근력을 강화시켜준다. 근육 간의 깨진 밸런스를 조절하여 목과 어깨 주변의 근육을 최적의 상태로 유지할 수 있다.

Plus Tip

4, 5, 6번 동작은 목의 불필요한 긴장을 이완시키는 본 동작으로서 목 주위의 근력을 강화시키고 근육 간의 밸런스를 회복시켜준다.

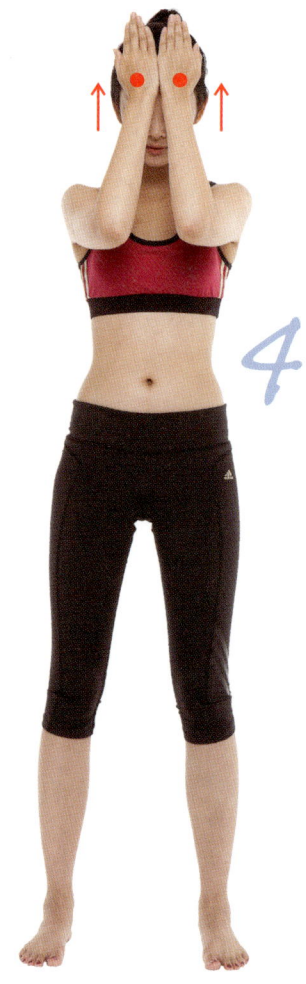

4 숨을 들이마시면서 양손을 붙인 채 손바닥 아랫부분을 이마에 대고 내쉬면서 이마를 손바닥 쪽으로 밀어내듯 힘을 준다.

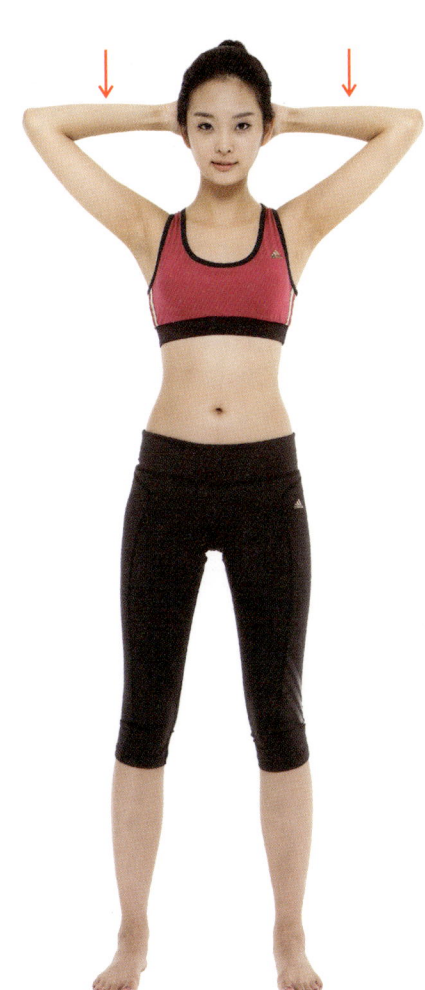

5 숨을 들이마시면서 두 손을 깍지 끼고 뒤통수에 갖다댄 채 숨을 내쉬면서 이마를 손바닥 쪽 뒤로 밀어내듯 힘을 준다.

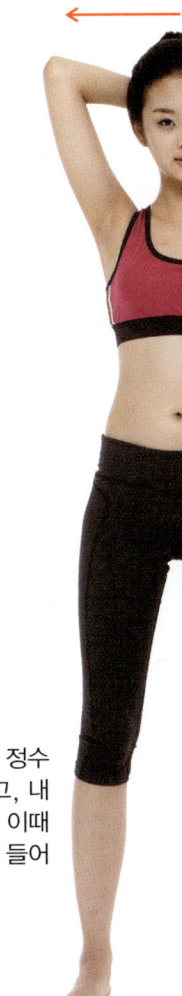

6 숨을 들이마시면서 오른팔을 정수리 위로 돌려 왼쪽 귀를 감싸고, 내쉬면서 오른쪽으로 당겨준다. 이때 왼쪽 팔은 어깨와 수평이 되게 들어올려서 뒤로 당겨준다.

증상에 따른 기체조 운동법 **107**

등과 목 뒤쪽 근육이 긴장될 때

목·어깨·등 긴장 풀어주기

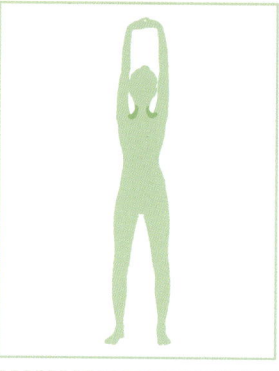

탈모 환자들은 과다한 스트레스와 긴장으로 등과 목 뒤쪽의 근육에 긴장이 많이 된다. 본 동작은 목과 어깨의 긴장을 풀어주기 위한 것이다.

Plus Tip

등 근육과 목·어깨 근육이 같이 뻣뻣한 경우 적용할 수 있는 동작이다. 104~107쪽의 목과 어깨를 풀어주는 기체조와 같이 하면 더욱 좋다. 이 동작을 하고 나면 등과 어깨가 이완되면서 편안해질 것이다.

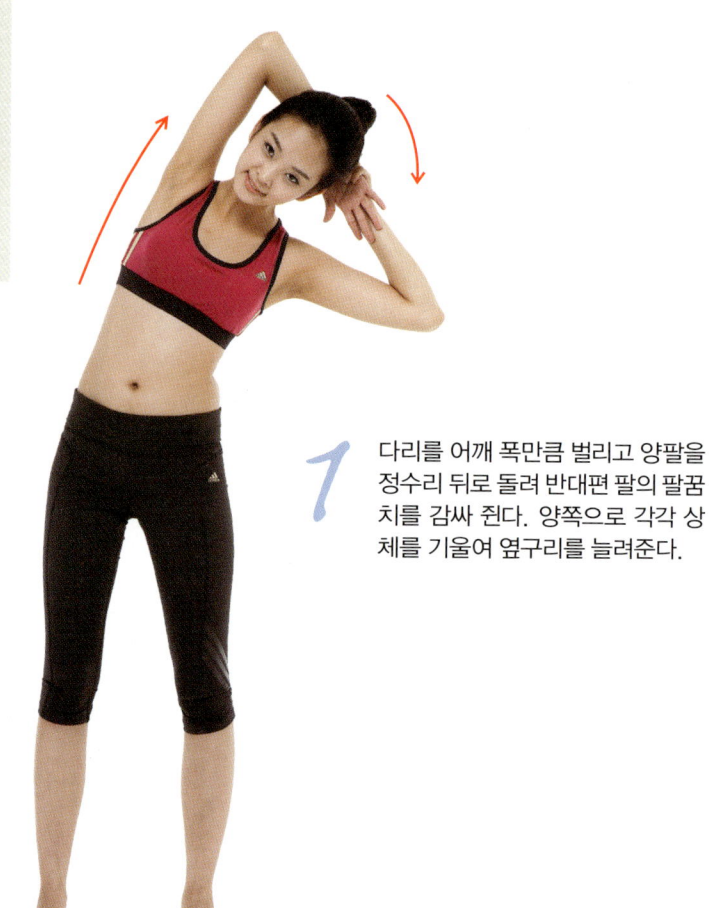

1 다리를 어깨 폭만큼 벌리고 양팔을 정수리 뒤로 돌려 반대편 팔의 팔꿈치를 감싸 쥔다. 양쪽으로 각각 상체를 기울여 옆구리를 늘려준다.

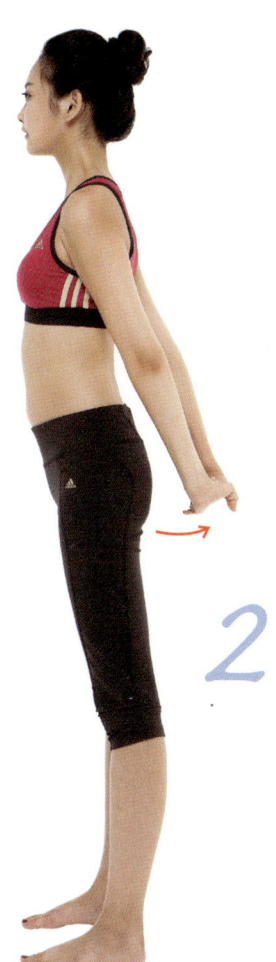
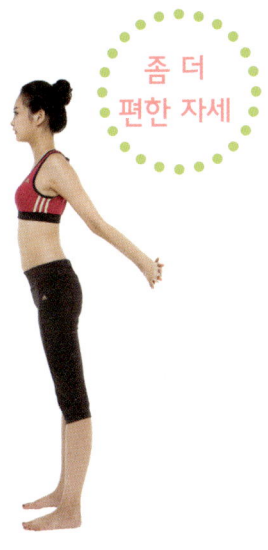

좀 더
편한 자세

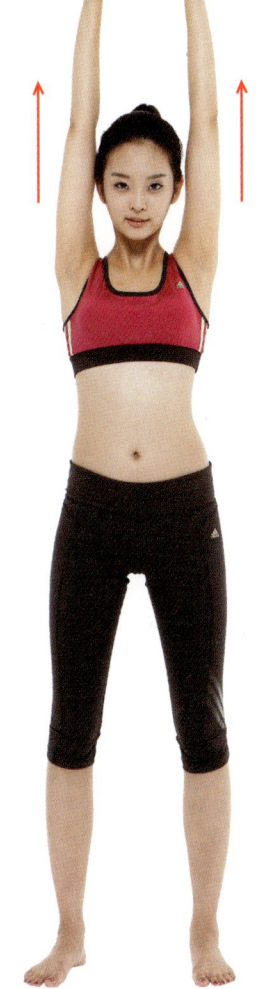

2 양손을 등 뒤로 돌려 깍지 낀다. 이 때 손바닥을 몸 쪽을 향하게 한다. 그 상태로 팔을 최대한 위로 올려준다. 이 동작이 어렵다면 깍지를 낀 손바닥을 몸 쪽으로 향해 좀 더 편한 자세를 취한다.

3 양손을 깍지 낀 후 팔을 가슴 앞으로 쭉 뻗어 손바닥이 바깥쪽을 향하게 한 후 그대로 머리 위로 올린다. 몸보다 약간 뒤로 넘어갔다 싶을 때까지 뒤로 밀어준다.

잠을 깊게 못 잘 때

숙면으로 유도하기 ❶

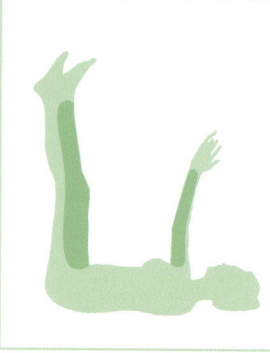

이 동작은 바로 수면을 유도하는 동작은 아니지만, 만성적으로 수면을 취하지 못하거나 수면 시간이 적은 사람에게 좋을 뿐 아니라 손발이 저리거나 찬 사람에게도 좋다.

Plus Tip
탈모 환자는 깊은 잠을 잘 못 자고 자다 깨다를 반복해서 총 수면 시간이 적은 경우가 많다. 깊은 잠을 자기 위해서는 어깨와 목의 긴장이 잘 풀려 있어야 하고 팔다리 쪽의 혈액이 심장 쪽으로 잘 순환되어야 한다.

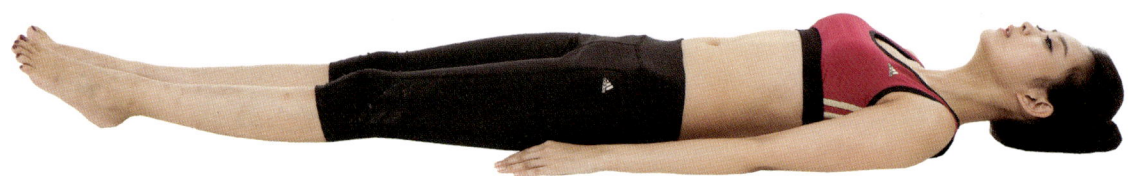

1 천장을 보고 눕는다.

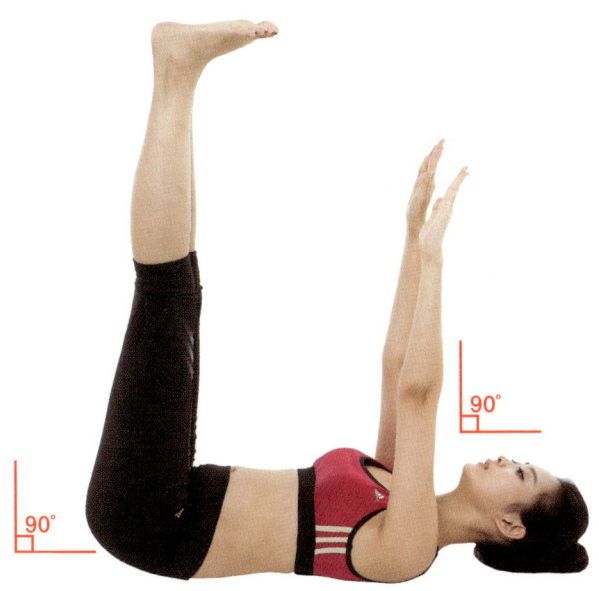

2 팔과 다리를 수직이 되게 위로 들어준다.

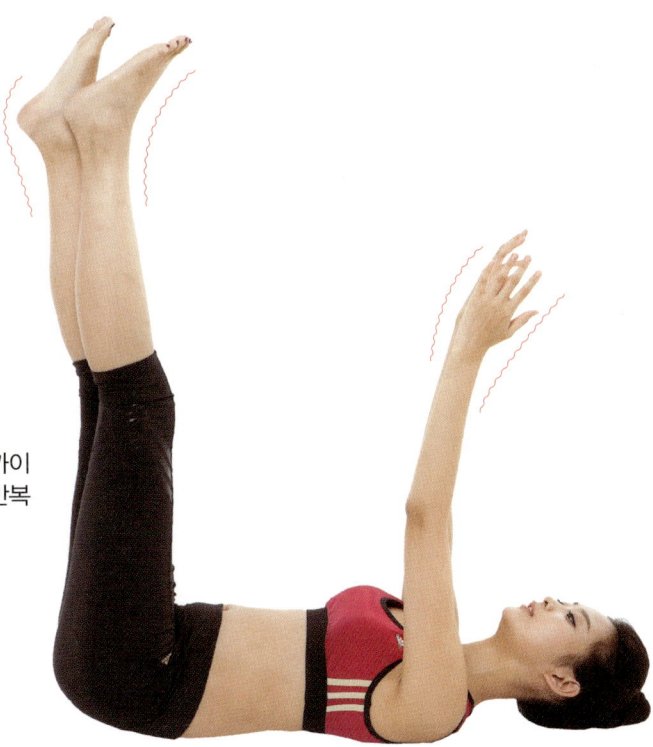

3 팔과 다리의 힘을 빼고 1분 가까이 털어준다. 이 동작을 여러 번 반복한다.

잠을 깊게 못 잘 때

숙면으로
유도하기 ❷

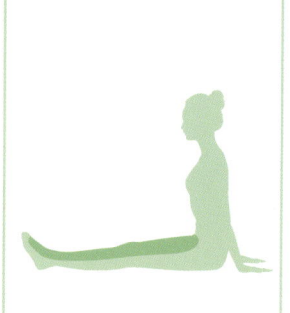

깊은 잠을 잘 못 자고, 자다가 깨거나 총 수면 시간이 적은 대부분의 탈모 환자에게 도움이 되는 동작이다.

Plus Tip
본 동작은 사지 말단에 쏠려 있는 혈액을 심장 쪽으로 돌리는 110~111쪽 동작과 연결해서 하면 다리 쪽에서부터 기와 혈의 순환을 촉진시키고 기운을 차분하게 진정시켜 깊은 잠을 잘 수 있게 도와준다.

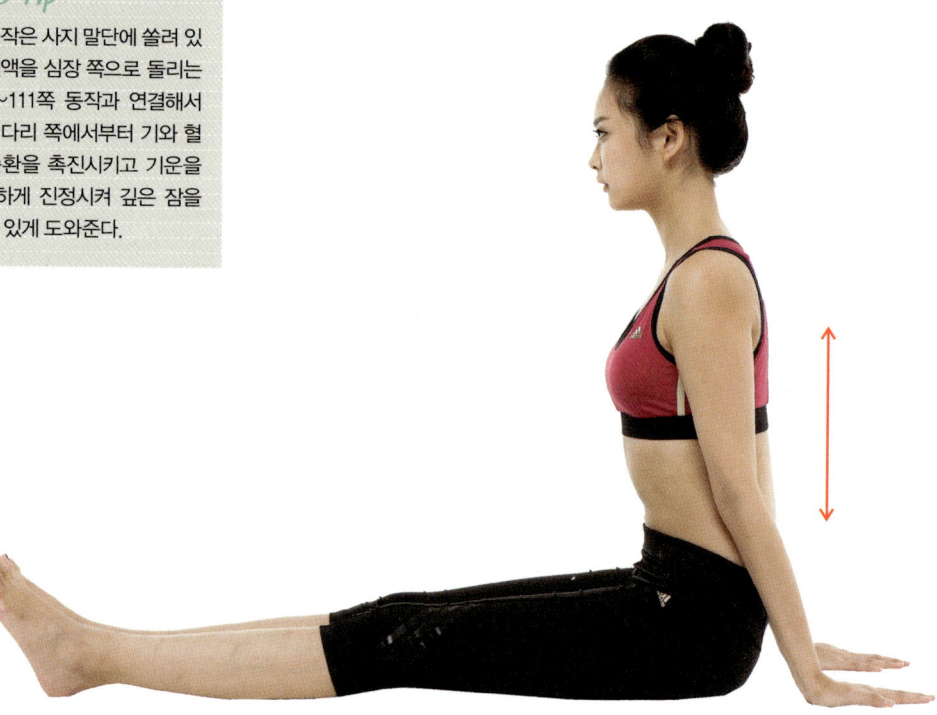

1 상체를 일으켜 다리를 곧게 편 자세로 앉는다.

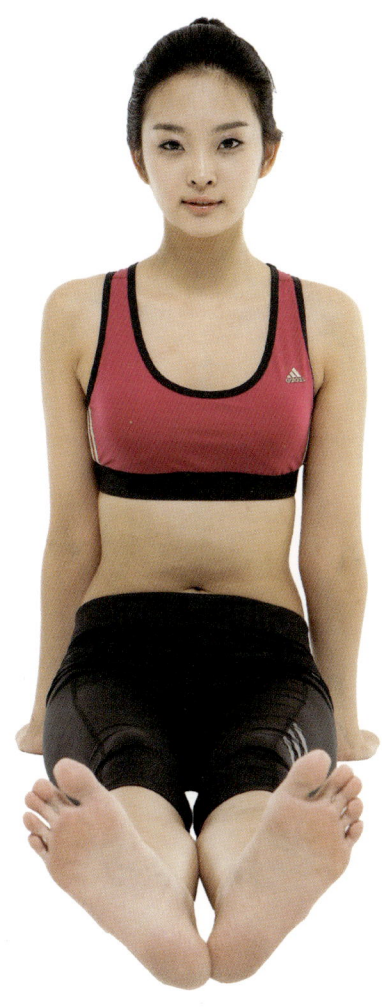

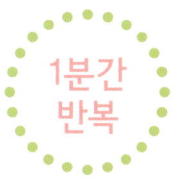
1분간 반복

2 발뒤꿈치를 붙인 상태에서 양쪽 엄지발가락 부분을 튕기듯 부딪쳐준다. 1분 정도 계속해서 실시하고 점차 시간을 늘린다.

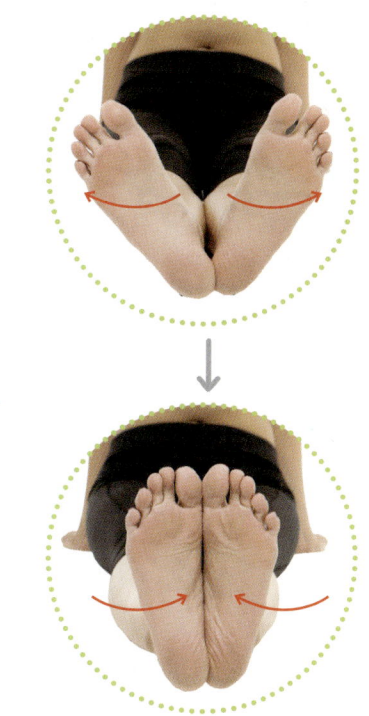

호흡이 불편할 때

호흡 기능
강화시키기

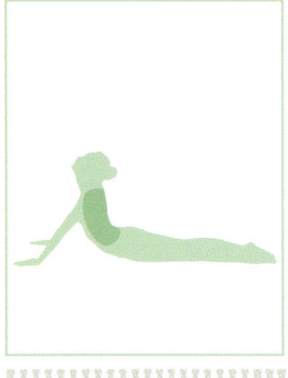

탈모 환자는 평소에 한숨을 많이 쉬거나 복식호흡을 잘 못하는 경향이 많다. 본 동작은 자세를 정확하게 따라하는 것도 중요하지만 자세를 취한 후 호흡을 잘하는 것이 중요하다.

Plus Tip
3번 동작을 할 때 옆구리 쪽이 약간 당기는 느낌이 들면 좋다. 지나치게 많이 당기게 되면 다음날 허리나 옆구리 쪽이 뻐근하고 아플 수 있으니 점차적으로 강도를 올리는 것이 중요하다.

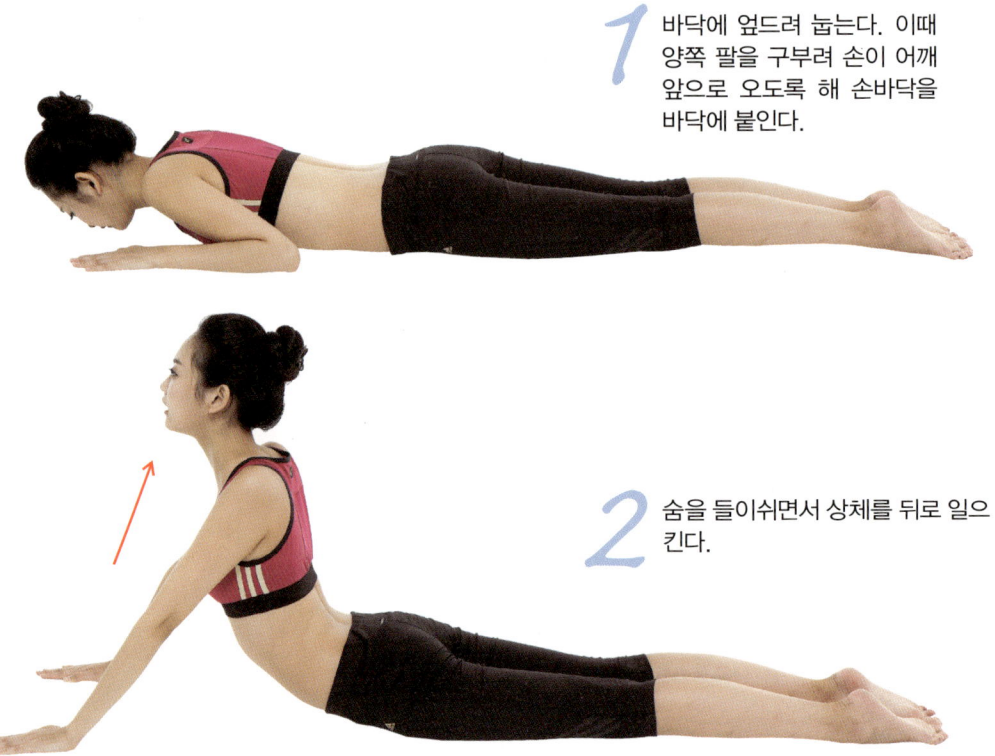

1 바닥에 엎드려 눕는다. 이때 양쪽 팔을 구부려 손이 어깨 앞으로 오도록 해 손바닥을 바닥에 붙인다.

2 숨을 들이쉬면서 상체를 뒤로 일으킨다.

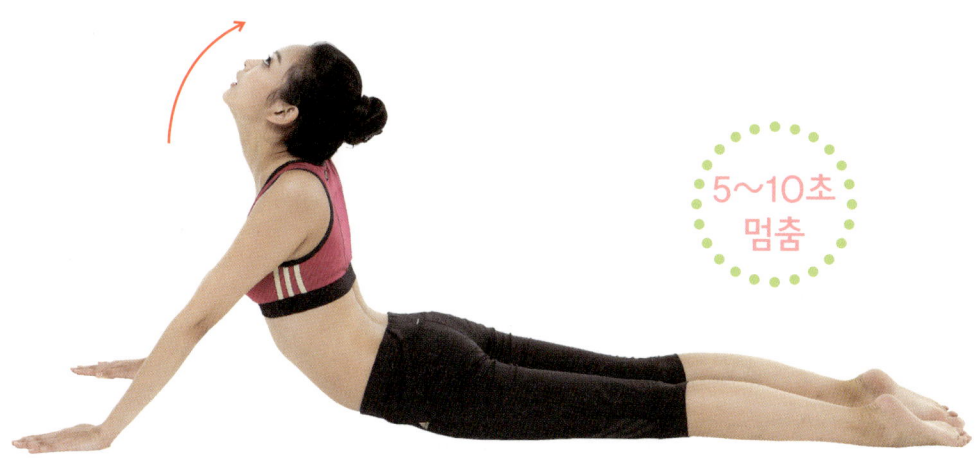

3 팔이 일직선이 되게 곧게 펴고, 머리는 천장을 보게 최대한 뒤로 젖힌다. 가슴은 한껏 앞으로 내미는 느낌이어야 한다. 아랫배까지 숨을 깊이 들이마시며 5~10초간 멈춘다.

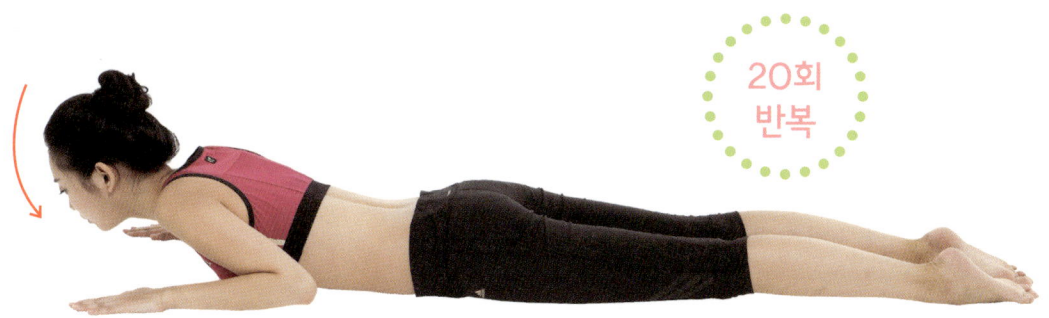

4 숨을 내쉬면서 다시 바닥에 엎드린다. 이 동작을 20회 반복한다.

소화가 안 되고 변비일 때

장 운동으로
변비 해소시키기

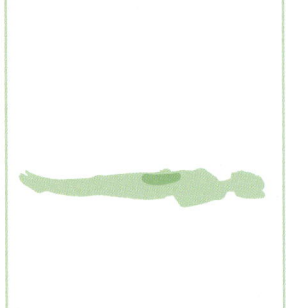

탈모 환자는 일반적으로 소화기의 움직임이 좋지 않다. 3장에서 소개한 장 운동을 실시했지만 여전히 장이 좋지 않고 경우에 따라서는 변비가 있는 사람에게 효과적이다.

Plus Tip
이 동작은 장의 연동운동을 도와주고 기능을 강화시키는 동작으로서, 지속적으로 하면 소화 기능이 향상되어 진액의 순환을 촉진하고, 변비 해소에도 도움이 된다.

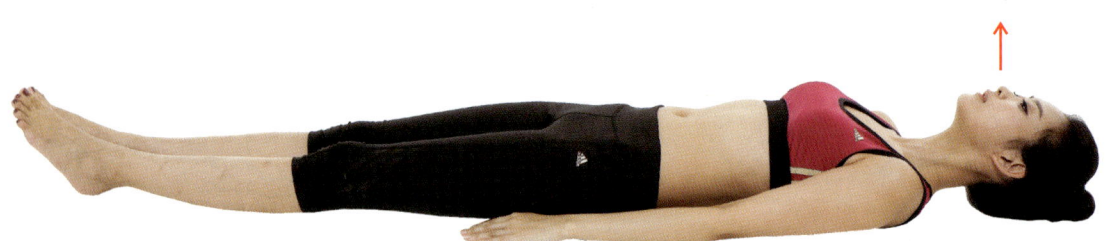

1 평평한 곳에 천장을 보고 똑바로 눕는다.

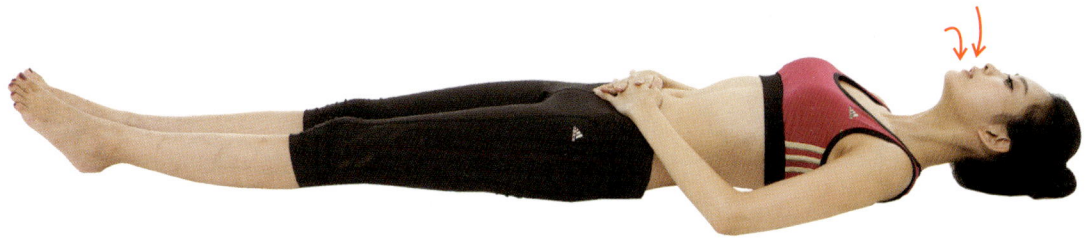

2 양손을 단전 위에 가볍게 올리고 숨을 길게 들이쉰다.

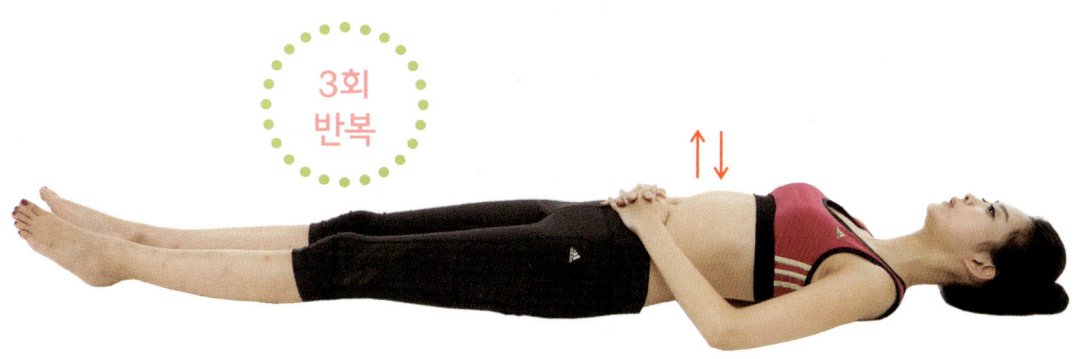

3회 반복

3 배 전체를 한껏 부풀려 숨을 멈춘 다음 배의 거죽 부분이 위아래로 떨릴 정도로 힘을 준다. 10초 정도 숨을 멈춘 후 숨을 내쉬는 동작을 한다. 숨을 내쉰 후 약 3~5초 휴식 후 반복한다. 3회를 1세트로 하여 5세트, 총 15회 정도 시행한다.

손발이 차고 아랫배가
뼈근할 때

생리불순 ① 해결하기

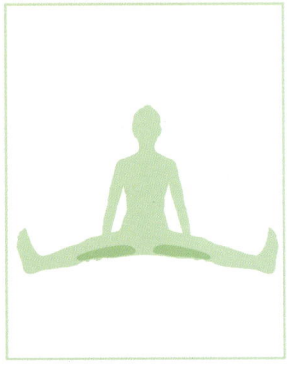

탈모 환자 중 평소에 아랫배가 뼈근하고 무거우며 손발이 차고 얼굴이 잘 붓거나, 월경 전후에 통증이 있고 신체 리듬이 좋지 않은 사람은 자궁과 난소의 기능이 약한 사람이다. 이 동작은 난소와 자궁의 기능을 강화시키는 데 도움이 된다.

Plus Tip

3번 동작을 할 때 숨을 내쉬면서 최대한 배꼽이 아래에서 위로 올라가는 느낌이 들도록 하는 것이 좋다. 정확한 동작을 반복하여 시행하게 되면 아래로 쳐지면서(자궁하수) 기능이 약해진 자궁과 방광 그리고 질이 제자리를 잡게 되어 배꼽 아래쪽의 불쾌감, 수족냉증, 부종이 줄어들고 몸이 가벼워짐을 느낄 수 있다. 여성의 성불감증을 치료하는 동작이 되기도 한다.

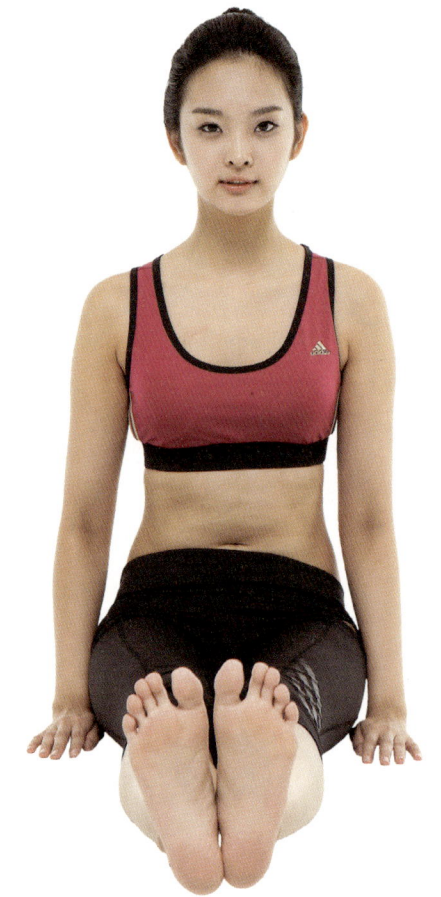

1 바닥에 앉아 정면을 보고 앉는다.

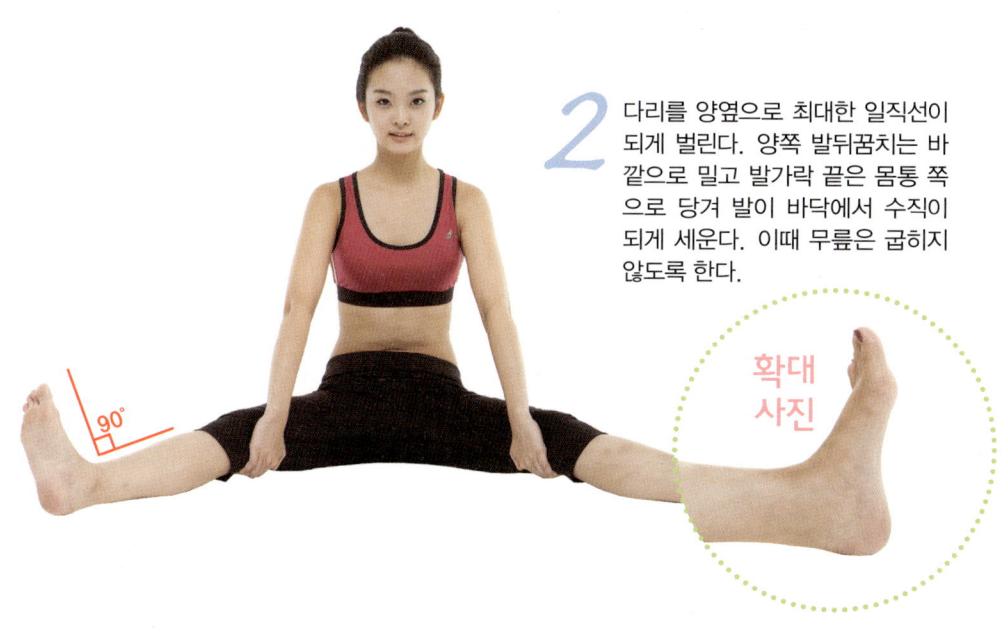

2 다리를 양옆으로 최대한 일직선이 되게 벌린다. 양쪽 발뒤꿈치는 바깥으로 밀고 발가락 끝은 몸통 쪽으로 당겨 발이 바닥에서 수직이 되게 세운다. 이때 무릎은 굽히지 않도록 한다.

확대 사진

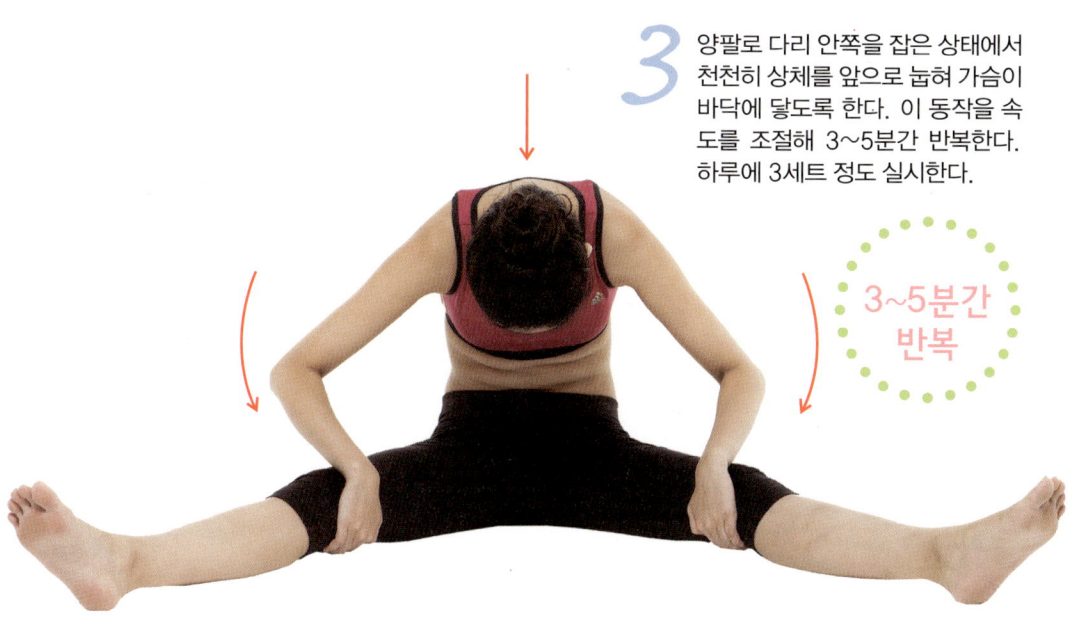

3 양팔로 다리 안쪽을 잡은 상태에서 천천히 상체를 앞으로 눕혀 가슴이 바닥에 닿도록 한다. 이 동작을 속도를 조절해 3~5분간 반복한다. 하루에 3세트 정도 실시한다.

3~5분간 반복

스트레스가 많고
생리불순일 때

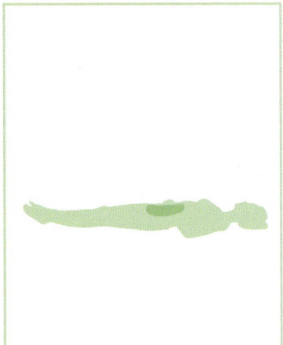

생리불순
해결하기 ❷

탈모 환자 중 생리불순과 함께 평소에 스트레스가 많아서 아랫배나 옆구리가 자주 뻐근하거나 당기면서 잠을 잘 못 자는 증상이 있을 경우에는 앞 동작에 이어서 이 동작을 실시한다.

Plus Tip

이 동작은 옆구리 쪽과 아랫배 쪽의 뱃속 깊이 있는 근육과 인대를 적절하게 신전시켜서 생리불순뿐 아니라 만성의 요통, 불면증, 옆구리의 통증 등이 반복적으로 나타날 때 도움이 되는 동작이다.

1 천장을 보고 눕는다.

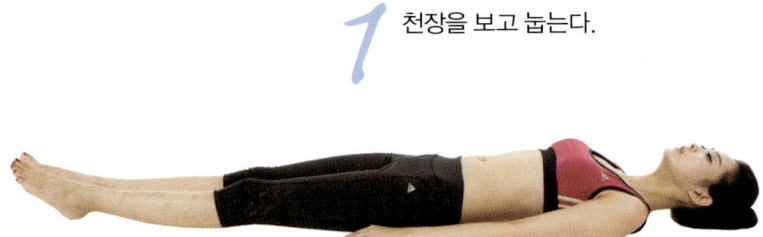

2 다리를 굽혀 무릎을 가슴 쪽으로 당긴 다음, 양손을 무릎 뒤 다리 사이에 끼우고 무릎을 가슴 가까이 천천히 끌어당긴다. 등은 바닥 쪽으로 밀어준다. 이 동작이 어려우면 양손으로 무릎을 감싸듯 하면 좀 더 편하게 할 수 있다.

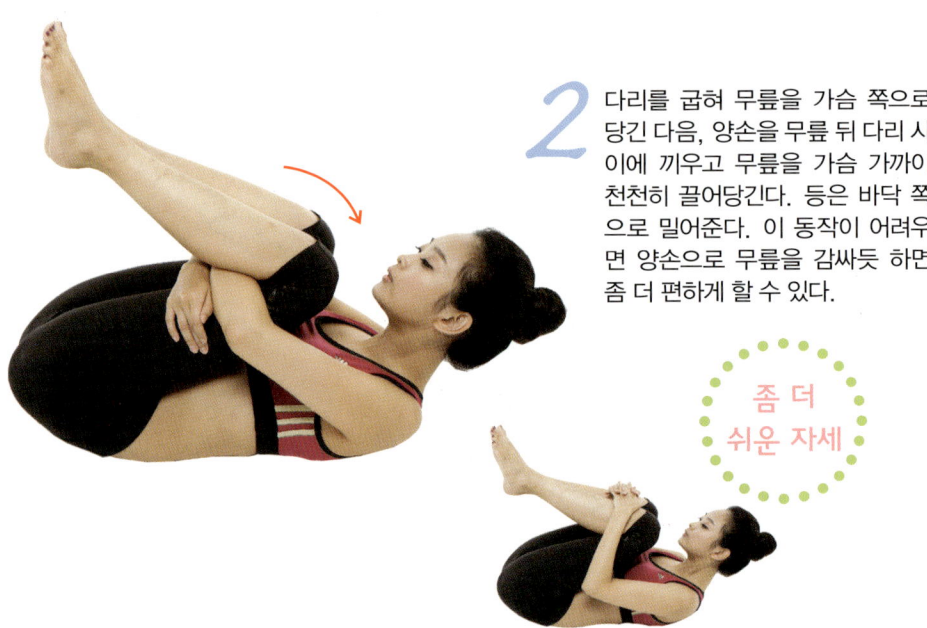

좀 더
쉬운 자세

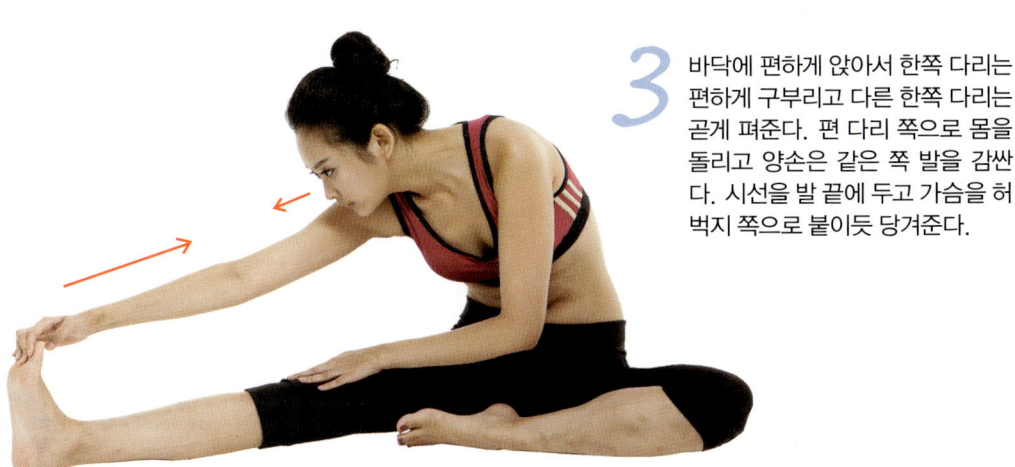

3 바닥에 편하게 앉아서 한쪽 다리는 편하게 구부리고 다른 한쪽 다리는 곧게 펴준다. 편 다리 쪽으로 몸을 돌리고 양손은 같은 쪽 발을 감싼다. 시선을 발 끝에 두고 가슴을 허벅지 쪽으로 붙이듯 당겨준다.

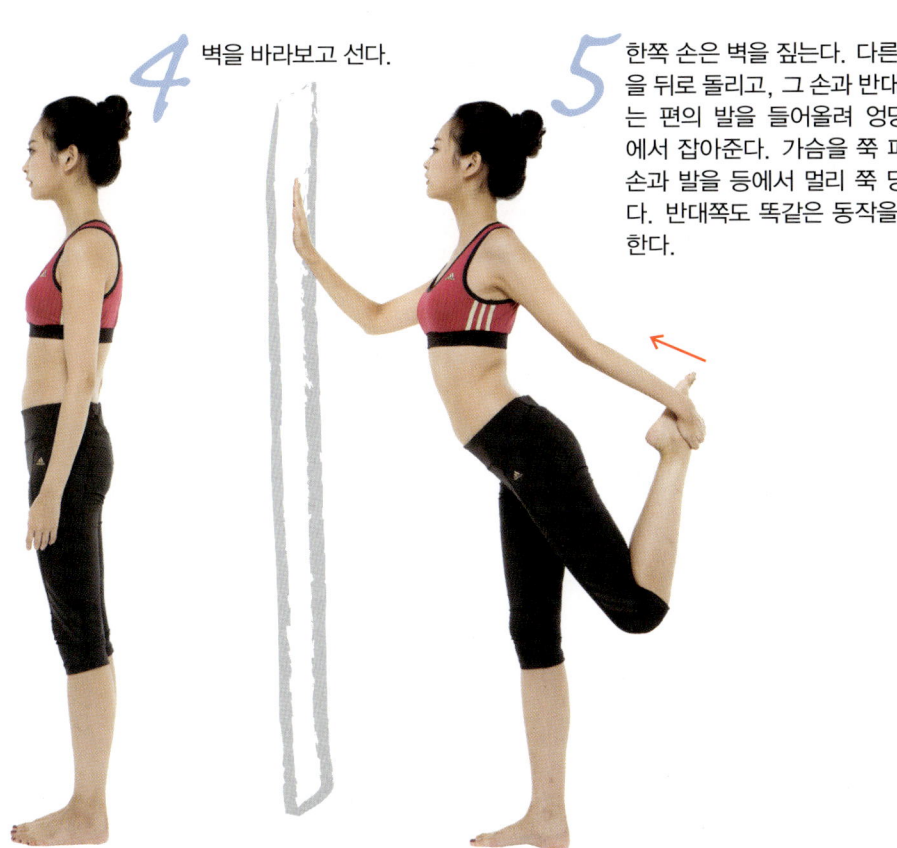

4 벽을 바라보고 선다.

5 한쪽 손은 벽을 짚는다. 다른쪽 손을 뒤로 돌리고, 그 손과 반대가 되는 편의 발을 들어올려 엉덩이쯤에서 잡아준다. 가슴을 쭉 펴면서 손과 발을 등에서 멀리 쭉 당겨준다. 반대쪽도 똑같은 동작을 실시한다.

갑상선 기능에 이상이 있을 때

갑상선 기능
강화시키기

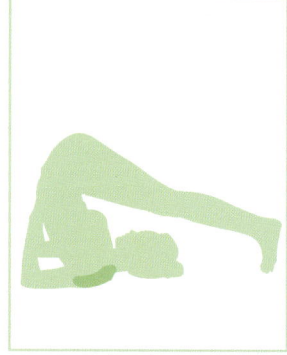

갑상선의 기능에 이상이 있으면 탈모가 잘 치료되지 않는다. 평소에 운동을 잘 하지 않는 사람이라면 보조적으로 본 동작을 하면서 전문가의 치료를 받으면 탈모에 도움이 될 수 있다.

Plus Tip
만성 피로로 어깨와 목 주변 근육이 과다하게 긴장되어 있으므로 앞에서 했던 기체조 동작들을 자신의 증상에 맞게 선택하여 적극적으로 활용하면 도움이 된다. 이 동작도 호흡이 중요하므로 가능하면 동작 중에 호흡을 정확하게 하는 것이 좋다.

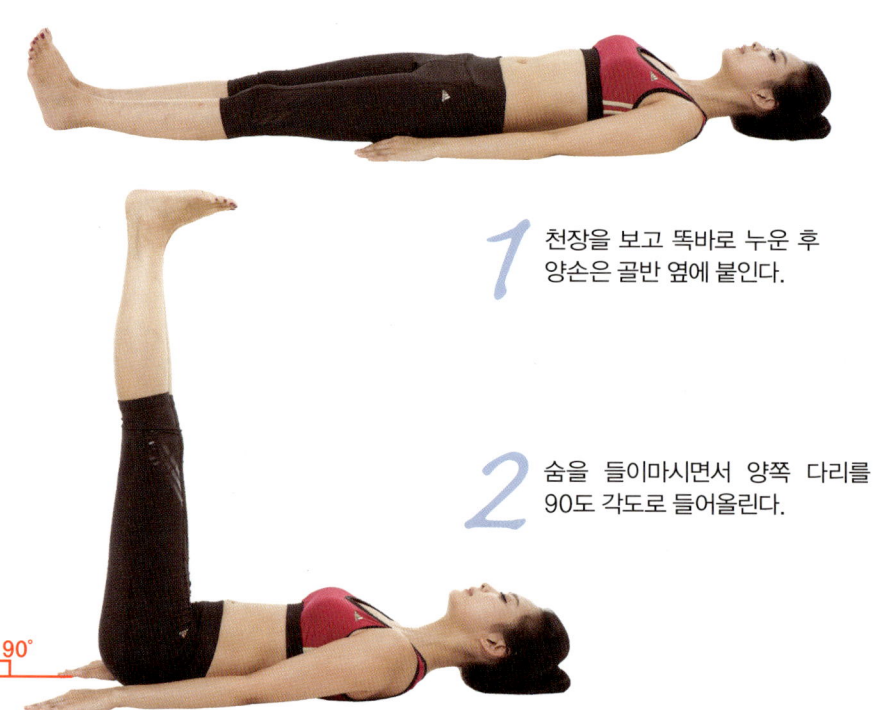

1 천장을 보고 똑바로 누운 후 양손은 골반 옆에 붙인다.

2 숨을 들이마시면서 양쪽 다리를 90도 각도로 들어올린다.

3 숨을 내쉬면서 다리를 머리 위쪽으로 넘긴다. 이때 등도 바닥에서 떨어지게 된다. 시선은 발끝을 향하게 한다.

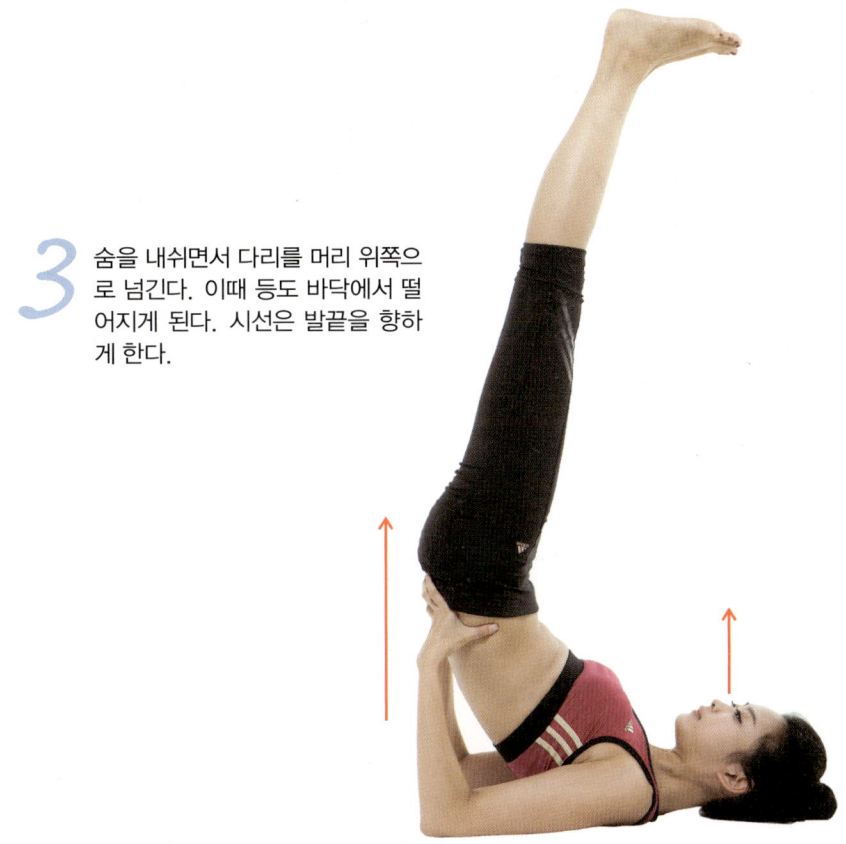

4 발끝을 최대한 머리에서 멀리 있게 밀어준다. 숨을 들이마시며 발끝을 끌어당겨 떼면서 1번 자세로 돌아온다.

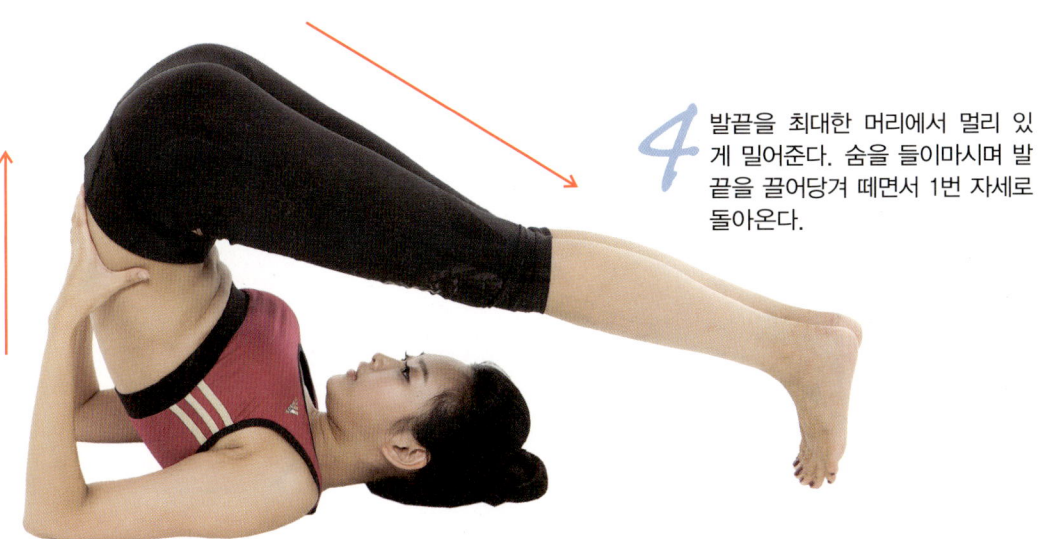

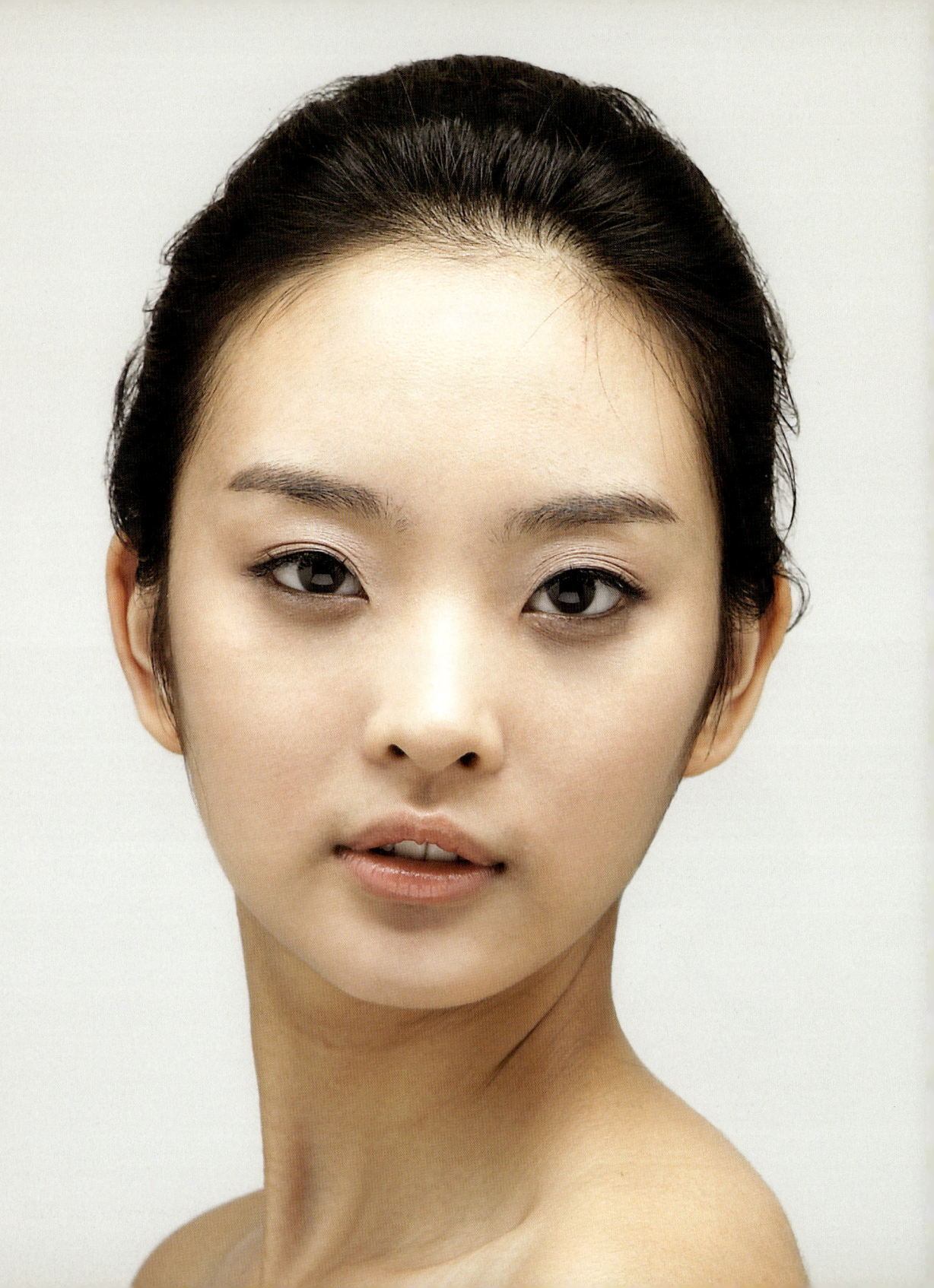

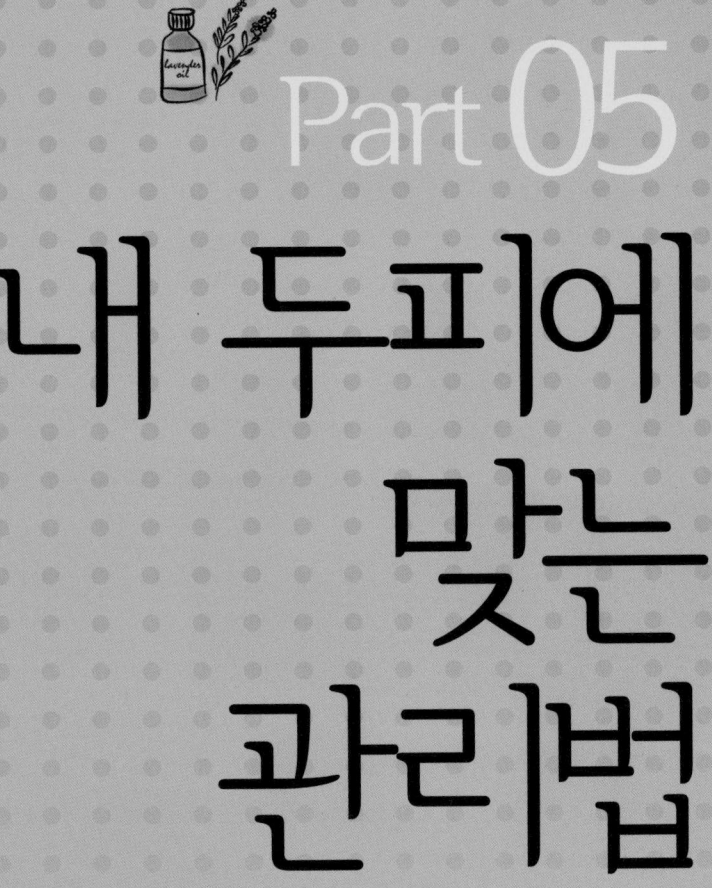

Part 05
내 두피에 맞는 관리법

탈모의 형태도 두피에 따라 다르기 때문에 관리 또한 다르다. 두피 타입별로 나누어 각각의 상태에 따른 관리가 필요하다. 각 타입별로 알맞은 브러싱, 샴푸, 린스, 트리트먼트, 스케일링 방법을 알아보자.

브러싱은 어떻게 해야 할까?

브러싱을 할 때 가장 중요한 것은 좋은 빗을 고르는 일이다. 바른 방법을 정확히 알고 브러싱을 하자. 특히 두피에 직접 닿는 브러시를 고를 때는 두피에 맞는 것으로 골라야 한다.

❖ 좋은 빗 고르기

브러시는 두 가지 종류(샴푸하기 전에 쓸 것, 머리 손질에 쓸 것)를 준비하는 것이 좋다. 빗살의 재질은 두피에 자극이 덜하고 정전기 발생이 적은 돈모(멧돼지 털)로 된 것이 좋고 모양은 빗 끝이 둥근 것을 고른다. 보통 나무 소재의 쿠션 브러시를 많이 이용한다.

브러시의 종류

1 **스켈톤 브러시** 샴푸 후에나 세트를 마무리할 때 사용

2 **텐멘 브러시** 열을 통과하지 않는 것으로 드라이어를 할 때 사용

3 **쿠션 브러시** 머리숱이 많거나 두피를 마사지할 때 사용

4 **나일론 브러시** 모발의 먼지나 더러움을 제거할 때 사용(머리숱이 많은 사람)

5 **돼지털 브러시** 샴푸 전에 브러싱이나 마무리에 사용(머리숱이 적은 사람)

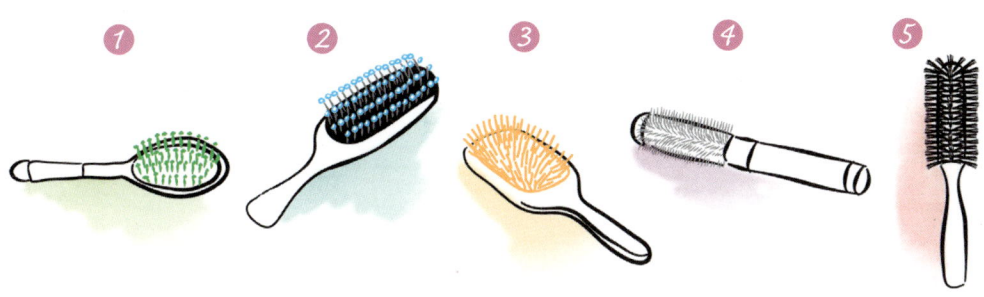

브러싱할 때 주의점

모발을 브러싱할 때는 손에 너무 힘을 주지 않는다. 모발을 세게 잡아당기게 되면 두피에 자극을 주게 되므로 조심한다. 또한 두피를 브러싱할 때는 빗살이 두피를 강하게 자극하지 않도록 한다. 머리카락이 젖어 있을 때는 두피도 젖어 있는 상태이므로 모발과 두피가 모두 건조되기 전까지 브러싱은 하지 않는 것이 좋다.

브러싱 순서

1 머리끝 부분, 또는 엉킨 부분부터 먼저 빗어주면서 머리 위쪽으로 올라오며 빗는다. 이것은 두피가 많이 당겨지는 것을 방지해준다.

2 모발이 정리되면 머리 정중앙의 양옆, 모발이 난 방향으로 머리카락 흐름을 따라 빗는다.(보통 귀 뒤에서부터 목덜미의 뒤쪽 방향으로)

3 고개를 숙이고 목덜미에서부터 앞을 향해 빗는다.(모발이 난 반대방향으로)

4 브러싱의 횟수는 20~30회 정도로 한다. 두피가 아프지 않게 전체적으로 빗어준다.

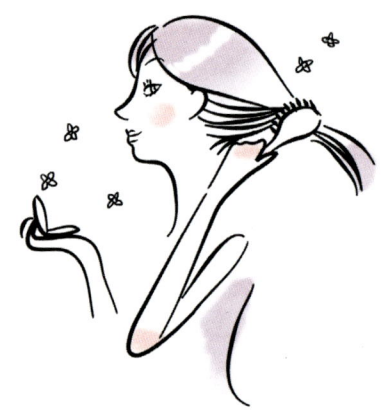

샴푸는 어떻게 하는 것이 좋을까?

머리는 보통 이틀에 한 번씩 감는 것이 좋지만 피지 분비량이 많으면 매일 감아야 한다. 하루에 두 번 이상 감아야 할 경우에 샴푸는 한 번만 하는 것이 좋다. 가령 아침에 샴푸를 사용하면 저녁에는 물로만 헹구는 정도로 한다. 샴푸를 자주 사용해 감으면 두피에 자극이 될 뿐만 아니라 피지가 지나치게 제거되어 머리카락이 건조해지거나 비듬이 생길 수 있으니 주의한다.

♣ 샴푸를 좀 더 효과적으로 하려면

머리를 감기 전에 두피 마사지와 브러싱을 하면 샴푸를 할 때 세정 효과를 더욱 높일 수 있다. 두피에 자극을 주면 혈액순환이 좋아지고 불순물도 쉽게 떨어진다. 게다가 혈행을 자극해서 모근을 튼튼하게 해준다.

브러시로 머리를 빗을 때는 앞쪽에서 뒤쪽으로, 왼쪽에서 오른쪽으로, 반대로 뒤쪽에서 앞쪽으로, 오른쪽에서 왼쪽으로 빗어준다. 브러시는 되도록 끝이 둥글고 매끄러운 것을 사용한다. 두피에 염증이 있다면 마사지와 브러싱은 하지 않는 게 좋고 샴푸를 할 때는 염증 부위를 조심해서 해야 한다.

샴푸할 때 좋은 자세
머리를 심장보다 낮게 숙이면 머리 쪽의 혈액순환이 원활해져 두피와 머릿결에 좋다.

물의 온도
체온보다 약간 높은 정도(손을 대어보았을 때 약간 따뜻한 정도)가 적당하다.

샴푸량
동전 크기만큼만 덜어 거품이 날 정도의 양만 쓰는 것이 좋다. 이때 머리카락에 샴푸를 바르고 거품을 내는 것보다, 손에서 충분히 거품을 낸 다음 구석구석 바르는 것이 두피에 자극이 덜하다.

샴푸 테크닉
손톱이 직접 두피에 닿지 않게 손끝으로 문질러주어야 두피가 상하지 않는다.

샴푸는 언제하면 좋을까?
샴푸는 아침보다 저녁시간에 하는 것이 좋다. 밤 10시부터 새벽 2시까지는 피부세포가 재생되고 활성화되는 시간이기 때문에 그전에 두피와 모발을 깨끗하게 하는 것이 두피세포의 활성화에 도움이 된다.

보통 일반적인 샴푸는 알칼리성이 높아서 매일 샴푸를 하면 두피나 모발에 자극을 많이 주므로 이틀에 한 번 정도 하는 것이 좋지만, 두피나 모발 상태에 따라 다른 기능성 샴푸의 경우는 매일 사용해도 괜찮은 것이 있다. 보통 샴푸를 하는 데 걸리는 시간은 1~2분 정도가 적당하다. 기능성 샴푸는 3~5분 정도로 마사지를 한 후 깨끗이 헹궈주는 것이 좋다.

탈모 케어용 샴푸 사용법

1 더운물로 머리의 더러움을 대충 제거한다.
2 샴푸를 손에 덜어 거품을 내서 머리 전체에 바른다.
3 손가락 끝마디를 이용해서 머리 가장자리인 귀밑머리 부분, 이마의 머리카락이 난 부분, 귀 뒷부분, 머리 가장자리, 정수리 순으로 샴푸한다.
4 거품이 없어질 정도로 가볍게 헹군 뒤 꼼꼼히 여러 번 헹군다.

샴푸를 하지 못할 때는?

두피나 모발은 언제나 청결하게 유지하는 것이 좋다. 심한 감기에 걸리거나 몸이 좋지 않아 샴푸로 머리를 감을 수 없다고 해서 오랫동안 머리를 감지 않는 것은 좋지 않다. 솜에 헤어토닉을 적셔서 두피를 꼼꼼히 닦아주는 것도 한 방법이다. 토닉의 알코올 성분이 피지 분비물과 오염 물질을 제거해준다. 깨끗이 닦은 후에는 두피 마사지를 하고 브러시로 모발을 25~30회 정도 빗는다. 마지막으로 뜨거운 타월을 꼭 짜서 머리를 닦아주면 된다.

두피 타입에 따른 관리

탈모의 형태도 두피에 따라 다르기 때문에 두피 타입별로 나누어 각각의 상태에 따른 관리가 필요하다. 일반적으로 두피의 타입은 지성과 건성으로 나눌 수 있다. 그러나 실제로 탈모를 치료하다보면 대부분의 탈모 환자는 지성 타입의 두피를 가지는 경우가 많고 건성두피의 타입은 나이가 많이 든 어르신이나 몸이 많이 허약한 사람 중 일부에서 상대적으로 적게 관찰된다. 두피 타입에 따른 관리는 (1)피부와 두피 모두 지성인 경우와 (2)피부는 지성인데 두피는 건성인 경우, (3)피부는 건성인데 두피는 지성인 경우, (4)피부와 두피 모두 건성인 경우로 나누어 관리의 전략을 달리하는 것이 좋다.

❖ 지성 피부, 지성 두피

원래 지성 피부인 사람은 두피도 지성이기 쉽다. 지성 두피는 피지 분비가 증가해 각질이나 비듬이 모공을 막아 염증 및 탈모를 일으킨다. 피지 분비가 많아지면 두피가 쉽게 더러워지고 냄새가 나며 염증도 생긴다.

샴푸를 깨끗이 하지 않으면 노화된 각질은 피지와 섞여서 두피에 붙어 덩어리가 된다. 이런 상태의 두피에 샴푸를 할 때는 세정력이 강한 샴푸를 사용하되 지나치게 두피를 자극하지 않는 것을 고른다. 세정력이 강한 샴푸를 장기간 사용하면 두피건조증이 생길 수 있으므로 두피 상태에 따라 세정력이 약한 샴푸와 번갈아가며 사용한다.

피부와 두피가 모두 지성인 경우엔 우선 깨끗이 씻는 것이 가장 중요하다. 되도록 하루에 한 번은 머리를 감는 것이 좋다. 피지가 너무 많아 두 번 감아야 할 경우, 한 번은 샴푸를 사용해서 머리를 감고 한 번은 물로만 여러 번 헹궈내는 정도로 감는다.

피지를 조절하는 방법으로는 두피 스케일링, 피지 조절 앰플이나 팩을 하는 것이다. 음식은 피지의 분비를 억제하는 효과가 있는 비타민B6가 포함된 식품을 많이 섭취하는 것이 좋다.

❖ 지성 피부, 건성 두피

피부가 지성인 사람은 두피도 지성인 것이 정상이다. 그러나 퍼머나 염색을 많이 하거나 지나치게 스타일링제를 사용하는 경우 두피가 건성이 될 수 있다. 피부는 지성인데 두피는 건성이라면 탈모의 위험성은 높아진다.

샴푸는 모발에 자극이 적은 식물성 제품을 사용하는 것이 좋다. 샴푸 후 모발을 건조시킬 때는 드라이어를 사용하지 말고 자연 건조시켜야 한다.

탈모용 샴푸를 선택할 때는 다음 기준을 따르면 된다. 지성 두피에 맞는 샴푸는 발산력(화한 느낌)이 느껴진다. 자주 쓰게 되면 두피가 뻑뻑한 느낌이 들고, 모발이 푸석거리고 빠지는 느낌이 들기도 한다. 따라서 적당한 보습력을 가진 건성 두피용 샴푸를 사용하다가 두피가 점차 정상으로 회복되면 지성 샴푸를 사용하면 된다. 회복 시점은 피지 분비가 지성 타입으로 바뀌는 것을 느끼는 때다.

❖ 건성 피부, 건성 두피

원래 피부가 건조한 사람은 두피도 건조하다. 보통 나이가 들어감에 따라 피부가 건조해지면서 두피와 모발도 건조해진다. 두피가 건조한 것은 피지 분비가 원활하지 못하기 때문이다. 두피가 건조하면 모발까지 건조해지기 마련인데 강한 알칼리성 샴푸를 사용했거나 지나친 염색이나 퍼머 등으로도 머리카락이 건조해진다. 두피의 유수분 분비에 문제가 생기면 모발까지 푸석해진다. 피지가 마르면 각질이 일어나 비듬이 되고 자연히 모공도 닫혀 산소와 영양이 공급되지 않고 모발의 성장에 문제가 생긴다. 이러한 상태가 지속될 경우, 노화된 각질이 쌓여 모발은 점차 가늘어지고 탄력을 잃게 돼 빠지게 된다.

머리를 감기 전에 헤어 오일이나 영양 오일을 사용해 두피 마사지를 한 후 샴푸하는 것이 좋다. 샴푸도 저자극성이나 식물성의 산성 균형 샴푸(약산성에서부터 중성 영역인 pH 4~7 정도)를 사용해서 모발 본래의 산도를 맞추도록 한다. 비듬 제거용 샴푸는 일주일에 한 번 정도 사용해서 노화된 각질을 없앤다. 이럴 때는 가급적 기능성 샴푸를 이용하여 두피의 유수분 밸런스를 맞춰야 한다. 에센스를 이용해서 마사지하면 보습으로 인해 가려움증이 없어지고 피지를 조절해 모근이 튼튼해진다.

에센스를 바를 때는 바르기 쉽게 가르마를 여러 군데 나누어가면서 한 손으로는 바르고 다른 한 손으로는 가볍게 눌러 두피에 고루 스며들게 한다. 에센스 대신 오일(끈적거리지 않는 산뜻한 오일), 두피용 트리트먼트제나 앰플을 사용해도 좋다.

브러시를 할 땐 마사지하듯 머리 전체를 가볍게 톡톡 쳐주며 5분 정도 두피 마사지를 한다. 알맞은 자극을 주면 모근 세포가 튼튼해지고 혈액순환이 촉진되어 모발 생성을 돕는다.

✤ 건성 피부, 지성 두피

건조한 타입의 피부를 가진 사람이 두피에 비듬이 많은 경우에는 두피가 과민해지면서 염증 상태처럼 피지가 과다하게 분비된다. 이때는 두피 마사지를 과하게 한다든지 머리카락을 잡아당기거나 긁는 것을 삼가는 게 좋다.

건조한 피부인 사람이 지성 두피이면 두피 표면에 각질이 엉켜 누렇고 끈적끈적한 비듬이 생기는데 이런 비듬은 분비된 피지와 결합하여 쉽게 떨어지지 않는다. 또한 각질이 쌓이면 가려워 긁게 되고 자극된 두피는 예민해진다. 여러 가지 원인에 의해 모공이 막혀서 분비에 이상이 생긴 피지는 산화하면서 심한 악취까지 난다. 심해지면 지성 두피에 곰팡이가 생겨 지루성 피부염이 되거나 심각한 탈모로 이어질 수 있다.

이 경우에는 우선 두피를 청결히 하는 것이 급선무다. 살균제 징크 피리티온이 함유되어 있어 일주일에 2회 정도 사용하면 비듬의 원인이 되는 미생물 살균 효과가 있는 비듬 방지용 기능성 샴푸를 사용해서 두피를 살균·소독한다.

전문적인 관리를 통해 우선 몸이 정상 컨디션으로 회복되고, 1~3개월이 지나면 원래 피부 타입인 건성 피부와 건성 두피 타입으로 돌아간다. 평소 지나치게 건조한 타입인 경우에는 적절하게 자기 관리를 해주면 정상에 가까운 탄력 있는 피부와 적당한 정도의 건성 피부, 건성 두피 타입으로 바뀐다.

식생활은 자극적인 음식과 술은 자제하고 채식 위주로 먹는다. 샴푸 후에는 타월이나 드라이어를 이용해 모발과 두피를 빠르고 완전하게 말린 다음 숙면을 취하는 것이 좋다.

Plus Tip 탈모 진행형 두피

탈모가 시작될 경우 모발이 서서히 가늘어지면서 점점 더 많은 양의 머리카락이 빠지게 된다. 이런 두피의 특징은 모발이 탄력을 잃어 가늘고 두피의 색이 붉은 경우가 많다. 원인은 과도한 스트레스나 인스턴트식품, 자극적인 음식이다. 또다른 원인은 두피 안쪽의 혈액이 원활하게 이동하지 못하거나 두피에 이물질(피지 산화물 혹은 노화 각질)이 장기간 쌓여 나타나는 증상이다. 이 경우 모공 하나에 머리카락 한 가닥 정도로 매우 적으며 빈 모공도 많다. 머리카락이 빠진 부위는 정상적인 두피보다 매우 약해져 있기 때문에 샴푸를 할 때 저자극의 탈모 전용 샴푸를 이용하고, 반드시 깨끗하게 헹군다. 두피 마사지나 혈행 마사지를 해 노폐물의 배출을 돕고 탈모가 더 진행되지 않게 한다. 식사는 바른 영양소를 갖춘 음식을 먹어야 한다. 규칙적으로 식사를 하고 적당량을 먹는 것이 중요하다.

집에서 하는 헤어 손질법

집에서 간단하게 만들어서 쓰는 천연 샴푸, 린스, 트리트먼트 등은 시중에 파는 것과 다르게 화학약품과 방부제가 들어 있지 않은 것이 장점이다.

✤ 천연 샴푸

천연 재료를 이용하면 매일 샴푸를 해도 두피에 자극이 덜하므로 매일 샴푸를 할 때는 천연 샴푸를 만들어 사용하면 좋다.

달걀 샴푸

달걀은 특히 건성 두피나 건성 모발에 영양과 수분을 공급한다. 달걀은 만들기 1시간 전에 실온에 두었다가 37도의 따뜻한 물 1/3컵과 함께 믹서기에 넣고 저속으로 30초 동안 혼합한다. 이것을 젖은 머리에 바르고 두피를 부드럽게 문지르듯 천천히 마사지한 뒤 5분 후에 미지근한 물로 깨끗이 헹군다. 마지막 헹굼물에 식초나 레몬을 넣어 헹구면 머릿결이 윤이 나고 깨끗해진다.

맥주, 감초 샴푸

맥주 1/3컵에 알코올 약간, 감초와 유근피 30g을 넣고 밀봉한다. 일주일 정도 두는데 이따금씩 흔들어준다. 일주일 후 체에 걸러 병에 담고 올리브 오일 4작은술 을 첨가한다. 아보카도 오일이 있다면 올리브 오일을 조금 줄이고 그만큼의 아보카도 오일을 섞어도 좋다. 사용 직전에 오일이 분리되지 않게 잘 흔들어 사용한다.

알로에 샴푸

열이 있거나 염증이 있는 두피에 효과적이다. 냄비에 알로에 가루 30g을 넣고 물을 조금씩 부어 걸쭉한 상태로 잘 풀어서 20분 정도 끓인다. 불을 끄고 미지근해질 때까지 식힌 다음 병에 담고 1티스푼의 소금을 넣어 섞는다. 4작은술의 올리브 오일과 옥수수 기름을 첨가한다. 마지막 헹굼물에 식초를 약간 떨어뜨려 헹구면 모발에 윤기가 돈다. 냉장고에 일주일 정도 보관 가능하며 밀폐용기에 담아 냉동실에 두면 장기 보관도 가능하다.

콩가루 샴푸

손상된 머리카락에 효과적이다. 곱게 간 콩가루 30g을 냄비에 넣고 물을 조금씩 부으면서 덩어리지지 않게 섞는다. 약한불로 계속 저으면서 20분 정도 끓인 후 불을 끄고 식힌다. 젖은 모발에 묻혀 부드럽게 두피 쪽을 향해 마사지한다. 이때 샴푸 양은 모발의 길이나 머리숱에 따라 보통보다 두세 배 정도 더 사용한다. 샴푸 후에는 미지근한 물로 깨끗이 헹구어낸다.

❖ 천연 린스

일반적으로 린스는 미끌거림이 있는 유연제가 두피를 덮어 탈모의 원인이 되기도 한다. 그러나 천연 린스는 사용감이 산뜻하고 특히 지성 두피나 모발에 효과적이다. 두피 타입별로 나누어 알아보자.

건성 천연 린스

구기자나무 린스
인공적인 광택제보다 모발에 윤기를 내는 데 효과적이다. 구기자나무 뿌리인 지골피 30g을 넣어 끓인 물을 식혀서 여러 번 헹구어 준다.

계란 린스
머릿결이 상한 경우 효과가 있다. 계란 노른자 한 개를 잘 저어 모발에 바르고 그대로 10분 정도 둔 뒤 미지근한 물로 헹궈낸다.

우유 린스
우유에 있는 지방이 샴푸로부터 빼앗긴 유분을 보충해주는 효과가 있다. 우유 한 팩을 조금 데워 머리 전체에 골고루 바르고 미지근한 물로 헹군다.

지성 천연 린스

녹차 린스
차를 우려낸 물로 헹구면 두피를 진정시키고 모발에도 좋다. 차를 우려 마신 후 버리게 되는 찻잎을 그릇에 담고 찬물을 넉넉히 부어둔다. 더운물에 우려두면 상하기 쉬우니 급하게 사용할 때만 더운물을 붓는다.

식초 린스
식초는 피부 혈관의 흐름을 좋게 하는 역할이 뛰어나다. 1ℓ의 물에 사과 식초나 과일 식초를 2작은술 정도를 넣어 헹군다. 미지근한 물로 헹군 후 찬물로 헹구는 것이 좋다.

알로에 린스
비듬이나 가려움증이 있는 경우에 효과적이다. 알로에 생잎 하나를 갈아서 중성 린스에 섞는다. 머리 전체에 바른 뒤 알로에가 다 씻겨 나갈 때까지 여러 번 헹군다.

레몬 린스
레몬 린스는 순환이 안 되는 두피에 특효다. 1ℓ의 뜨거운 물에 레몬 1/2개의 즙을 넣고 머리를 여러 번 헹군다. 레몬을 직접 머리에 바르는 것은 절대 금물이다. 산도가 너무 높아 자극이 심하기 때문이다.

❖ 천연 헤어 트리트먼트제

트리트먼트를 하는 것은 단지 모발 표면의 유지막을 감싸는 것뿐이므로 트리트먼트 성분이 모발 내부인 모피질에까지 영양을 주기 위해서는 40~50℃ 전후의 열이나 스팀 타월이 필요하다. 방법은 먼저 트리트먼트 크림을 손바닥에 놓고 잘 비벼서 머리에 충분히 발라준 후 마사지한 뒤 헹궈낸다.

헤어 트리트먼트는 어떻게 하나?
머리카락을 하나로 잡고 번갈아 뿌리 쪽부터 모발 끝부분을 향하여 훑어내며 두피까지 마사지하듯 두드려준다. 그런 다음 스팀 타월로 약 10분간 감싼 후 따뜻한 물로 충분히 헹군다. 트리트먼트는 샴푸를 세 번 할 때 한 번씩 하는 것이 좋다.

순환이 안 된다
생강 트리트먼트
마른 생강 20g 정도를 최대한 얇고 둥글게 썬다. 이것을 200㎖의 물과 함께 끓여 절반 정도로 졸인 뒤 식으면 생강을 걸러낸다. 여기에 약국에서 판매하는 에탄알코올 100㎖와 섞으면 생강 토닉이 된다. 머리 감기 전에 두피에 발라 마사지한 후 샴푸한다. 또 샴푸 후 생강 토닉을 발라도 좋다.

인삼 트리트먼트

인삼 트리트먼트는 비듬 방지에 효과적이다. 냄비에 물 350㎖를 붓고 인삼가루 20g을 조금씩 넣어 크림 상태가 될 때까지 계속 저으면서 2~3분 정도 끓인 후 불을 끄고 그대로 식힌다. 감은 머리에 물기를 대충 털어내고 미지근한 상태의 팩을 바른 뒤 한 시간 정도 그대로 둔 다음 충분히 헹군다.

건성으로 영양이 부족하다

벌꿀 트리트먼트

벌꿀은 모발을 부드럽게 한다. 샴푸 후에 벌꿀 1/2컵을 머리카락과 두피에 발라 마사지하고 비닐캡이나 랩을 두르고 10분 뒤에 미지근한 물로 헹궈낸다.

마요네즈 트리트먼트

마요네즈 트리트먼트는 손상된 모발에 영양을 준다. 마요네즈 1큰술과 150㎖ 요구르트 1/3컵을 잘 섞는다. 샴푸 후 물기를 어느 정도 없앤 다음, 팩을 두피에 고루 바르고 비닐캡이나 랩을 둘러 약 20분 후에 따뜻한 물로 깨끗이 헹군다.

우유 트리트먼트

우유는 두피에 수분을 공급해 과다하게 분비된 피지를 제거해주는 효과가 있다. 우유를 머리 전체에 바르고 30분 후 가볍게 물로 헹군다. 밀가루와 꿀을 조금 섞어서 사용하면 바르기도 편하고 보습 효과도 더욱 크다.

요구르트 트리트먼트

달걀 1개, 올리브 기름 4작은술, 플레인 요구르트 1/4컵 정도를 잘 섞은 다음, 같은 방법으로 머리에 발라주고 15분 뒤 미지근한 물로 씻어낸다.

달걀 무스 트리트먼트

거품기를 이용하여 달걀 흰자에 거품을 충분히 낸 다음 거품이 꺼지지 않게 노른자를 가볍게 푼다. 머리끝부터 중심까지 팩을 빠르게 바르고 비닐캡을 쓴다. 3~4분 후 거품이 꺼지기 시작하면 물로 헹구어낸다.

지성으로 유분이 많다

다시마 트리트먼트

다시마에 들어 있는 알긴산은 코팅 효과가 있어 모발을 보호하고 윤기 있게 만들며 손상된 머리카락을 회복시켜준다. 다시마 가루 1/2컵을 덩어리가 생기지 않게 풀고 다시마 20cm 정도를 물에 담그면 끈적거리는 점액질의 알긴산이 빠져나온다. 이것을 두피와 모발에 골고루 스며들도록 바르고 20분 후에 깨끗이 헹궈낸다.

죽염 트리트먼트

죽염은 지성 비듬이 있는 두피에 효과적이다. 샴푸 후 젖은 상태에서 분말 형태의 죽염 1큰술을 두피에 고루 뿌린다. 죽염이 녹으면 손끝으로 두피를 부드럽게 5분 정도 마사지하고 미지근한 물로 헹군 후 차가운 물로 다시 헹구어 두피의 모공을 조여준다.

양배추 트리트먼트

양배추는 유황 성분이 강해서 머리카락의 산화를 방지해주며 피지막을 감싸서 탄력 있는 머릿결로 만들어준다.

양배추 30g에 물을 조금 넣고 믹서기에 갈아서 걸쭉한 상태로 만든다. 맥반석 분말을 양배추와 같은 비율로 넣고 잘 섞어서 젖은 두피와 모발에 바르고 20분이 지나면 깨끗이 헹군다.

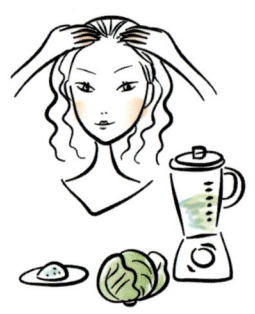

헤어 스타일링제는 탈모에 안전할까?

스타일링제는 머리 상태에 따라 골라 쓰면 된다. 건성 모발은 영양이 풍부한 제품을 쓰고, 지성 모발은 기름기가 없는 제품을 써야 한다. 헤어 스타일링제인 무스, 스프레이, 헤어 크림, 글레이즈, 젤, 왁스 등의 제품은 스타일을 위해서 아주 조금만 쓰도록 하고 두피에 닿지 않게 사용한다. 스타일링제를 사용한 날은 잔여물이 남지 않도록 깨끗하게 머리를 감는다.

스타일링 제품 중에서 헤어 토닉은 모근에 영양을 주고 비듬과 가려움증을 줄여준다. 머리를 감지 못했을 때 이용할 수 있고, 더운 여름철에는 청량감이 있어서 두피를 시원하게 만든다. 모발보다는 두피에 발라 마사지하는 게 좋다. 토닉의 알코올 함량에 따라 두피에 너무 자극적일 수 있으므로 알코올 농도가 낮은 것을 고른다. 단, 두피 케어나 치료를 받고 있을 때에는 되도록 스타일링제를 쓰지 않는 것이 좋다.

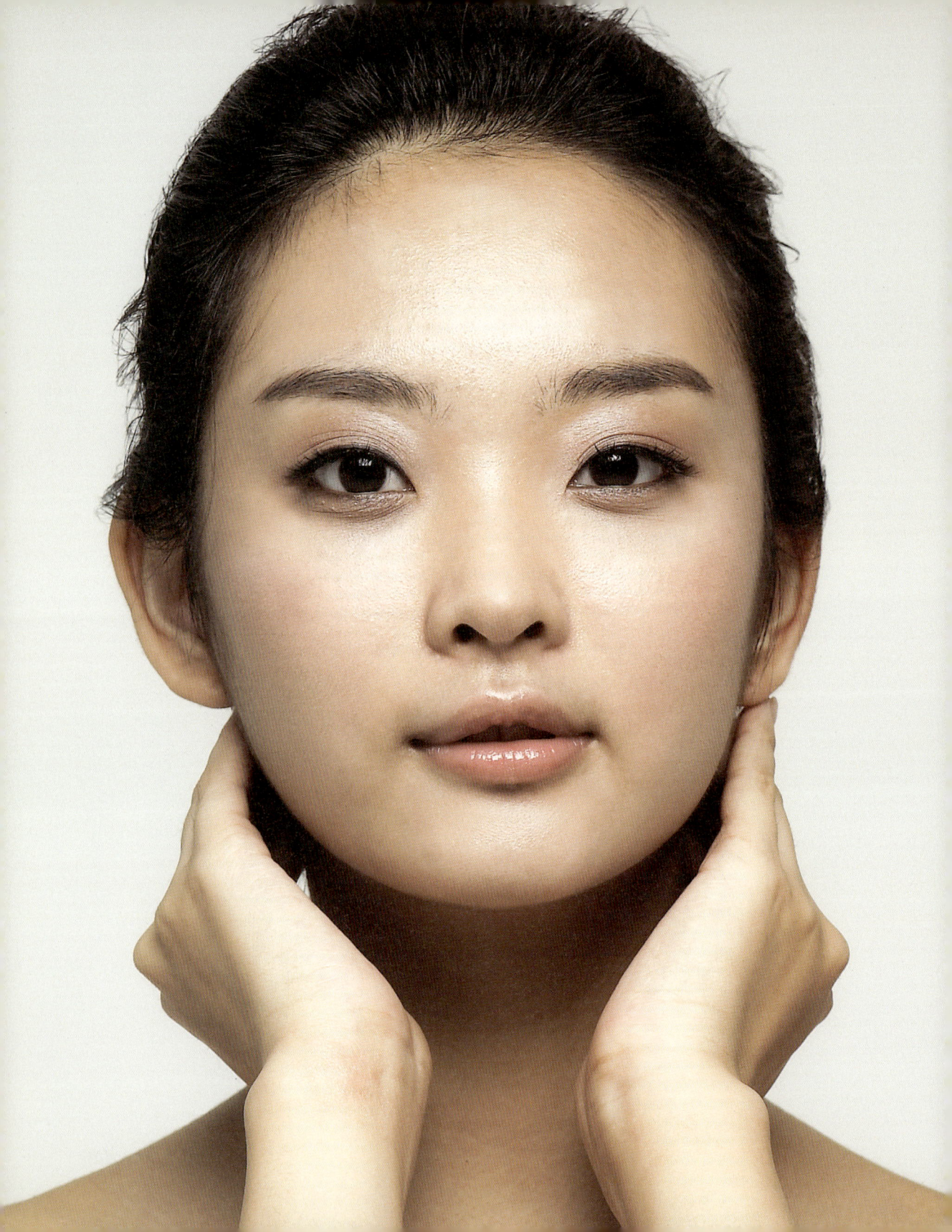

Part 06
탈모를 예방하는 식생활 제안

아름다운 사람, 건강한 사람의 비결은 그 사람의 식탁에서 비롯된다. 특히 끊임없이 빠지고 자라나는 머리카락은 먹는 음식과 매우 관련이 깊은데, 제대로 먹지 않으면 머리카락이 빠지고, 새로 생겨야 할 머리카락은 빈약하게 나며 잘 자라지도 않게 된다.

탈모를 예방하는 생활수칙

탈모 환자를 진료하다보면 환자 대부분이 일상생활의 리듬이 규칙적이지 못하다는 것을 관찰하게 된다. 탈모로 마음고생을 하고 있는 사람에게 규칙적인 생활은 무엇보다 중요하다.

식사

1. 하루 세 끼를 꼭 먹는다. 아침이나 저녁을 거르는 것은 삼간다.
2. 아침, 점심, 저녁의 세 끼 식사 시간 간격을 일정하게 맞춘다.
3. 식단은 육식, 채식, 해산물 등을 골고루 먹자. 가능하면 신선한 재료를 골라 먹는 것이 중요하다.
4. 아침을 챙겨서 먹되 탄수화물이 풍부한 음식을 먹는다. 식사를 할 때는 밥, 빵(단것 제외), 시리얼 중에서 본인의 시간과 형편에 맞게 선택하여 먹는다. 제일 좋은 것은 밥이다.
5. 저녁은 꼭 먹는다. 잠들기 2시간 전에 저녁식사가 끝나야 한다. 저녁 7~8시 전에 식사를 하는 것이 가장 좋다.

수면

1 밤 10시 정도에 자는 것이 좋다. 아무리 늦어도 밤 12시 전에는 잠자리에 들어야 한다. 낮밤이 바뀐 생활을 해야 하는 사람은 식사 패턴이 매우 불규칙적이기 쉽다. 이런 경우에는 특별히 더 식사를 챙겨야 한다.

2 6시간 정도 숙면을 취하는 것이 좋다. 수면 주기(REM: Rapid Eye Movement)는 90분으로 정의하는데, 적어도 3시간(2주기) 이상 자야 하고, 6시간(4주기) 이상 자는 게 가장 바람직하다.

운동

1 몸을 움직이는 유산소 운동과 정신을 맑게 하는 명상법이나 단전호흡을 병행한다. 시간이 부족하다면 몸을 움직이는 유산소 운동이라도 하자.

2 운동은 규칙적으로 하는 것이 좋다. 되도록 운동 간격이 이틀을 넘지 않게 한다.

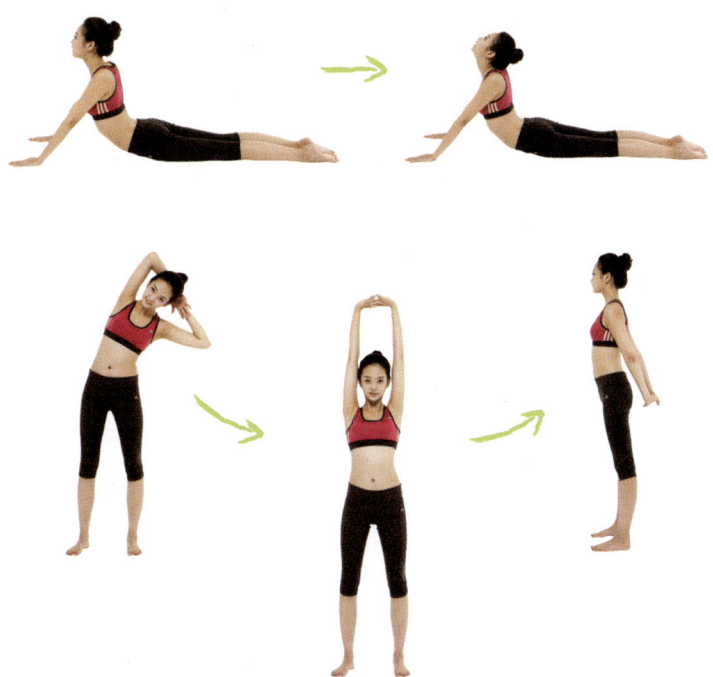

탈모를 일으키는 음식

탈모가 의심되기 시작했다면 요즘 당신이 먹고 있는 음식을 체크해보고 생활 패턴에 어떤 변화가 있었는지 꼼꼼히 점검하자. 적어도 한 달 이상은 문제가 있는 생활을 했을 확률이 높다.

커피, 하루에 두 잔 이상은 금물!

간혹 탈모 환자 중에는 습관적으로 커피를 마시는 사람이 있는데, 커피는 위액의 분비를 촉진해서 위염이나 위궤양 등의 위장 장애를 일으키기도 한다. 위장 장애는 탈모를 부르는 원인이 되므로 조심해야 할 질병 중에 하나다.

커피를 마실 때 첨가하는 설탕은 두피의 모공 근력을 약화시켜 머리카락을 유지하는 힘을 잃게 만든다. 철분제나 철분이 많이 포함된 음식을 먹고 1시간 이내에 커피를 마시면 철분이 몸 속에 잘 흡수되지 않는다. 하루에 커피를 마실 수 있는 최대량은 두 잔 정도다. 그 이상 마시게 되면 머리카락을 담보로 잡혀 놓고 있는 것이라고 해도 과언이 아니다.

술, 독일까? 약일까?

술은 탈모에 나쁜 음식으로 낙인찍기에 다소 애매모호한 점이 있다. 적당량의 술은 오히려 몸에 보약이 되기 때문. 사실 술을 조금만 마시면 혈액순환이 좋아져 두피 혈행도 좋아지고 숙면을 취하는 데도 도움이 된다. 따라서 두피 사이클에 좋은 영향을 미친다고 할 수 있다. 하지만 이 '적당량'이라고 하는 것의 기준점은 참으로 애매모호하다. 일반적으로는 소주 두세 잔 정도가 적당한 양이라고 한다.

첫째, 과음하게 되면 뇌와 간의 기능을 손상시키고 지나치게 간의 열을 상승시켜 두피를 약화시킬 우려가 있다. 그렇게 되면 머리카락이 얇아지고 빠지게 된다.

둘째, 술은 대부분 늦은 시간까지 마시게 되므로 생활 리듬도 깨지고 식사 패턴에도 좋지 않은 영향을 준다.

셋째, 술과 함께 먹는 안주 역시 문제다. 항상 그런 것은 아니지만 맛이 강하고 기름기가 많은 것들이 대부분이라 과식하게 되면 술과 함께 위염의 원인이 되기도 한다.

Plus Tip 녹차, 탈모에 정말 도움이 되는 것일까?

탈모로 고민이 많은 사람은 녹차가 탈모에 좋다고 하는 각종 매체의 정보 때문에 녹차를 많이 마신다. 그런데 탈모 치료를 하다가 잘 안 될 때 식이습관을 검토해보면 녹차를 많이 마신 게 원인인 경우가 있다. 그들을 대상으로 녹차를 마시지 않도록 처방하면 그때부터 다시 탈모가 잘 치료되고 개선되는 것을 확인하게 된다. 보고에 의하면 녹차의 과다한 섭취는 철분 흡수를 방해한다고 하는데 필자는 이것과 상관이 있는 것이 아닌가 생각한다. 결과적으로 탈모 환자의 경우 지나친 녹차의 섭취는 주의하는 게 좋겠다.

머리카락을 위협하는 '톡 쏘는 맛'

요즘엔 누구나 즐겨 마시는 탄산음료는 특히 세 가지 측면에서 탈모에 치명적이다. 설탕과 카페인, 무기인산의 높은 함유량이 그것이다. 설탕의 당분은 두피를 이완시켜 머리카락이 빠지는 결과를 초래하며, 카페인은 수면을 방해하고 위장 장애를 일으키기 쉬우며 철분의 흡수를 막는다는 이유로 두피에 치명적이다. 마지막으로 무기인산은 탄산음료의 톡 쏘는 맛을 내는 첨가물로 체내 칼슘 섭취를 막는다.

인스턴트 음식, 탈모에 가장 해로운 먹거리

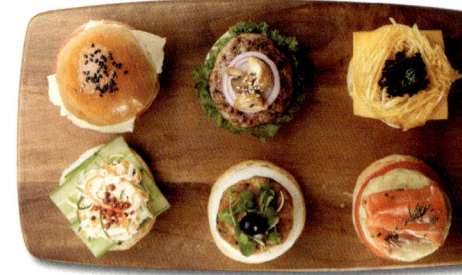

인스턴트 음식이 몸에 유익한 작용을 하는 경우를 들어본 적이 있는가? 인스턴트 음식이 몸에 좋지 않은 가장 큰 이유는 유효 기간을 길게 하기 위해 첨가한 물질 때문이다.

이 성분들은 그 자체로도 인체에 좋은 영향을 주지 못할뿐더러 본래 식품이 갖고 있는 생명력이나 영양분을 파괴하고 이러한 성분들은 두피에 독성으로 작용한다. 또한 높은 지방 함유율 때문에 열량이 높아 심한 영양 불균형을 초래할 수도 있다. 피자나 햄버거 등의 지방 함유량은 삼겹살의 지방 함유량인 25%를 훨씬 넘는 40%에 가까울 정도다. 인스턴트 음식을 먹을 때마다 피하지방으로 쌓이게 되고, 두피에도 꽉 들어차 모공을 막아버리게 된다.

달고, 시고, 쓰고, 짜고, 매운 것은 싫어!

자극이 강한 음식은 무조건 머리카락에 좋지 않다고 생각하면 된다. 하지만 한국 사람들은 자극이 강한 음식을 많이 먹고 좋아하는 경향이 있다는 것이 문제다. 머리카락이 위험하다고 생각되면 음식의 강한 맛에 무뎌져야 한다. 강한 맛의 음식의 공통점은 매우 자극적이기 때문에 위장 장애를 일으킬 위험이 높다.

또 피부를 이완시켜 모공을 넓히기 때문에 탈모를 촉진시킨다. 또한 몸에 이로운 양분은 거의 없으면서 모발이나 뼈 등의 칼슘을 소실시킨다.

짠 음식을 많이 먹은 날은 하루 종일 물만 찾게 된다. 이는 몸의 염도를 일정하게 유지하고자 하는 항상성의 원리이기도 하지만, 염분은 혈액 속 수분의 부피를 늘리는 성질을 갖고 있기 때문이다. 수분이 많아진 혈액은 혈압을 높이는 원인이 되고 고혈압, 뇌졸중 등의 혈액순환 장애를 일으킨다. 두피의 혈액순환이 원활하지 못하면 결국 모근이 약해진다. 머리숱이 적어지고 윤기가 없어지다가 머리카락이 빠지게 된다.

매운 음식은 특히 위에 해롭다. 엄밀히 말하면 매운맛은 혀의 미각이 느낄 수 있는 맛이 아니라 혀를 조여줌으로써 느껴지는 통증이기 때문에 위에도 상당한 손상을 주게 된다. 이로 인해 소화 기능에 장애가 일어나 배변 기능에 이상이 생길 수도 있다.

탈모를 예방하는 중요 영양소와 음식

머리카락을 건강하고 풍부하게 가꾸기 위해선 어떤 음식을 먹어야 할까? 탈모에 도움이 되는 영양소는 어떤 것들이며, 탈모를 예방하는 특별한 음식은 어떤 것들이 있는지 꼼꼼하게 짚어보자.

✤ 탈모를 예방하는 중요 영양소

제1의 영양소, 단백질

머리카락은 케라틴이라는 단백질로 이루어져 있는데 이는 손톱과 발톱의 성분과 동일하다. 머리카락의 건강을 위해서는 충분한 양의 단백질을 섭취해야 한다.

단백질이 풍부한 식품 - 콩, 두부, 달걀, 쇠고기, 돼지고기, 생선, 김, 우유

모발 발육에 관여하는 요오드

모발의 생성과 소멸은 갑상선 호르몬과 관련이 깊은데 이 갑상선 호르몬의 주성분이 요오드다. 요오드가 부족하면 탈모뿐 아니라 우울증이나 행동 장애까지 나타날 수 있다.

요오드가 풍부한 식품 – 미역, 다시마, 김 등의 해조류

종류별로 섭취해야 할 비타민

비타민은 특히 피부와 밀접한 연관을 갖는 영양소이며 두피나 머리카락에도 적지 않은 영향을 미친다. 단백질이 머리카락을 구성하는 성분이라면 비타민은 머리카락을 건강하게 유지하는 영양소다. 비타민은 그 종류만큼 머리에 미치는 영향도 다양해 골고루 섭취할 수 있도록 신경써야 한다.

비타민A

몸의 각 세포 조직의 성장과 건강에 관여하고 있다. 두피와 머리카락 역시 마찬가지다.

비타민A가 풍부한 식품 – 오렌지, 암녹색 채소, 당근, 달걀

비타민B군

헤모글로빈의 생성에 관여하는 비타민이다. 두피 역시 충분한 혈액을 공급받지 못하면 건강한 상태를 유지할 수 없다.

비타민B군이 풍부한 식품 – 닭고기, 생선, 아보카도, 브로콜리

비타민C

콜라겐 형성에 관여하는 비타민이다. 콜라겐은 머리카락 조직 속에 함유되어 있어 조직간의 결합을 돕는다.

비타민C가 풍부한 식품 – 감귤류, 딸기, 토마토, 메론, 사과, 풋고추

비타민D

모발의 재생에 도움이 되어 헤어크림이나 팩, 발모제 등에 섞어서 사용되는 경우가 많다. 햇볕을 쬐면 자연 생성된다.

비타민D가 풍부한 식품 – 고등어, 꽁치, 미꾸라지, 간유

비타민E

말초혈관의 확장 작용과 혈액순환을 돕는 작용을 한다. 좁아진 두피의 혈관을 확장시켜 머리카락까지 영양 공급을 할 수 있게 한다.

비타민E가 풍부한 식품 – 견과류와 달걀 노른자, 곡물의 배아

비타민K

지혈 작용을 원활하게 해주는 작용을 한다. 혈액순환에도 깊이 관여한다.

비타민K가 풍부한 식품 – 양배추, 토마토, 시금치, 달걀 노른자, 간

비타민F

식물성 지방산으로 혈관에 동물성 지방이 쌓이는 것을 막아준다. 또한 머리카락과 피부에 윤기를 주는 역할을 한다.

비타민F가 풍부한 식품 – 해바라기씨, 옥수수

피에 관한 모든 것, 철분

혈액 내 헤모글로빈의 생성과 운반에 없어서는 안 될 영양소. 몸 곳곳에 필요한 영양분의 운반과 공급은 혈액순환 없이는 불가능하며 이는 두피도 마찬가지이다. 두피의 혈행이 좋아야 모낭과 모근이 건

강하고 머리카락도 잘 자라게 된다. 또한 머리카락이나 손톱, 발톱이 잘 자라나게 하는 데는 적혈구의 역할이 아주 중요해서 적혈구를 구성하는 철분은 탈모를 방지하고 치료하는 데 없어서는 안 될 귀한 영양소라고 할 수 있다.

❖ 탈모를 예방하는 대표적인 음식들

최고의 예방식, 검은콩

검은콩은 머리카락을 나게 하고 흰머리를 검게 만들어주는 최고의 음식. 콩은 단백질, 탄수화물, 각종 비타민 등이 풍부한 가장 완벽한 식품인 데다 그 색깔이 머리카락과 같은 검은색을 띠기 때문이다. 또한 모든 콩류에는 여성 호르몬 작용을 하는 이소플라본이라는 성분이 들어 있어서 탈모의 원인이 되는 남성 호르몬을 억제하는 효과도 있다.

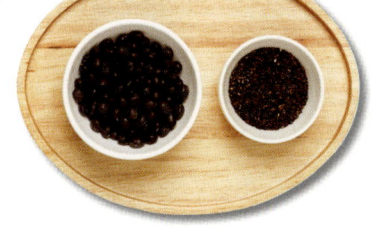

콩물

유리컵에 검은콩을 담가서 하룻밤 정도 불려둔다. 물은 버리지 말고 그대로 냄비에 넣고 삶은 다음, 녹즙기나 믹서기에 갈아서 우유를 섞어 소금으로 약간 간을 해서 마신다. 생콩의 비릿한 맛을 싫어하지 않는다면 삶는 과정을 생략해도 된다. 하루에 한두 번 정도 먹는다.

검은콩술
소주에 검은콩을 담가두었다가 만 하루가 지난 후에 마신다.

초콩
식초는 몸속 젖산을 분해해서 피로를 풀어주고 지방 합성을 막아 살찌는 것을 예방해준다. 초콩을 지속적으로 먹으면 성인병 예방에도 도움이 된다.

1 물에 가볍게 헹군 검은콩 1/3 정도를 유리병에 채운다.
2 식초를 병에 가득 채워 마개를 꼭 닫아서 냉장고에 넣어둔다.
3 일주일 후 뚜껑을 열고 체에 콩을 걸러낸다.
4 초콩은 하루에 10알 정도 먹는다.

두피 트러블 해결사, 검은깨
흑임자라고도 불리는 검은깨는 단백질과 불포화 지방산, 비타민 B군과 E가 풍부한 식품이다. 검은깨에 많이 들어 있는 단백질은 머리카락의 주성분인 케라틴의 원료다. 불포화 지방산과 비타민은 두피의 혈액순환을 돕는 작용을 한다. 검은깨에는 다른 식품에선 좀처럼 찾을 수 없는 셀레늄이라는 성분이 들어 있는데, 이것은 세포를 젊고 건강하게 유지하는 역할을 한다. 깨에 들어 있는 지방은 두피의 혈행을 좋게 하고 모근을 튼튼하게 해주어 특히 건성 두피에 좋다.

검은깨엿
검은깨와 호두로 엿을 만들어서 먹는다.

검은깨두유

검은깨 2큰술을 갈아서 콩가루 2큰술과 함께 두유 1컵에 넣어서 섞어준다. 여기에 꿀을 1큰술 넣고, 소금을 약간 넣어서 간을 한다.

흑임자죽

1 우선 현미 1컵을 깨끗이 씻어 물을 다섯 배가량 붓고 서너 시간 정도 불린다.
2 검은깨는 물에 헹궈서 체에 건져둔다.
3 믹서에 불린 현미와 깨를 갈아서 현미를 불렸던 물에 넣고 끓인다.
4 끓고 나면 약한 불에서 졸인다.
5 소금을 넣어서 간을 한다.

머리를 좋게, 머리카락도 좋게 하는 호두

두뇌 발달에 도움이 되는 식품으로 알려진 호두는 머리카락에도 좋다. 호두에 포함된 영양소 중 가장 많은 양을 차지하고 있는 지방은 불포화 필수지방산이기 때문에 혈중 콜레스테롤 수치를 낮춰주고, 혈액순환을 원활히 하는 데 도움이 된다. 그 외에 각종 비타민이 함유되어 있고, 특히 비타민B군과 비타민E가 풍부하다. 또한 이뇨 작용을 원활히 하고 여자들의 생리 기능을 좋게 하며, 폐 기능을 강화하는 효과가 있어 각종 신체 질환으로 인한 탈모를 예방하기도 한다.

호두튀김

1 호두는 끓는 물에 5분 정도 데쳐서 떫은맛을 제거한 뒤 체에 받쳐둔다.
2 냄비에 물 반 컵을 붓고 꿀 100g에 설탕을 약간 넣고 졸여 시럽을 만든다.
3 체에 받쳐 물기를 제거한 호두를 시럽에 넣어 골고루 바른 뒤 다시 체로 시럽을 거른다.
4 호두를 식물성 기름에 노릇해질 정도로 튀겨낸다.

호두죽

1 호두 10개 정도를 잘게 부수고, 구기자 50g 정도를 물에 불렸다가 믹서에 살짝 간다.
2 쌀 50g을 깨끗이 씻어 물에 불렸다가 호두와 구기자를 넣고 끓인 다음 소금으로 간한다(구기자는 꼭 넣지 않아도 상관없다).

호두마늘조림

간장과 물엿, 그리고 정종을 섞어서 물을 붓고 바글바글 끓인 다음, 호두와 통마늘을 넣고 졸인다.

요오드가 풍부한 다시마와 미역

요오드가 풍부한 해조류는 특히 탈모 예방에 좋다. 앞서 말한 것처럼 머리카락을 만드는 갑상선 호르몬의 원료가 되는 영양소가 요오드이기 때문이다. 요오드가 풍부하다는 것 하나만으로 다시마나 미역은 탈모 예방을 위한 특효약이 될 수 있는데, 특히 다시

마는 피로 회복·노화 방지·숙취 제거·피부 미용을 돕는 효과가 좋다. 특히 숙면을 취하게 하고, 변비 등 탈모의 원인이 되는 증세를 완화시키는 데 효과적이다.

쌈

다시마는 쌈으로 먹을 수 있다. 끓는 물에 살짝 데쳐도 좋고, 날것을 잘 씻어서 먹기 좋게 잘라 쌈으로 먹어도 좋다. 양념장은 초장이 잘 어울린다. 미역 역시 날것, 혹은 끓는 물에 살짝 데친 것을 손바닥 길이 정도로 잘라 초장에 찍어 먹거나 잎부분을 쌈으로 먹는다.

국물 내기

말린 다시마를 잘게 잘라서 냉동실이나 건조한 곳에 보관해두고 국이나 찌개 등에 넣는다.

미역초무침

1 미역을 끓는 물에 데쳐서 한입 크기로 자른다.
2 굴을 준비해서 살짝 데쳐 놓는다.
3 오이는 채썰고, 토마토와 레몬은 먹기 좋은 크기로 자른다.
4 육수에 간장, 소금, 설탕, 식초, 참기름, 다진 마늘을 넣고 소스를 만들어 준비한 재료에 섞어서 먹는다.

탈모 예방을 위한 일주일 식단

머리카락을 건강하고 풍부하게 가꾸기 위해서 어떤 음식을 먹어야 할까? 탈모에 도움이 되는 영양소는 어떤 것들이며, 탈모를 예방하는 특별한 음식은 어떤 것들이 있을까? 일주일 식단은 이상적인 칼로리와 영양소를 고려하여 구성한 것이며, 본인의 취향과 상태에 따라서 조절 가능하다.

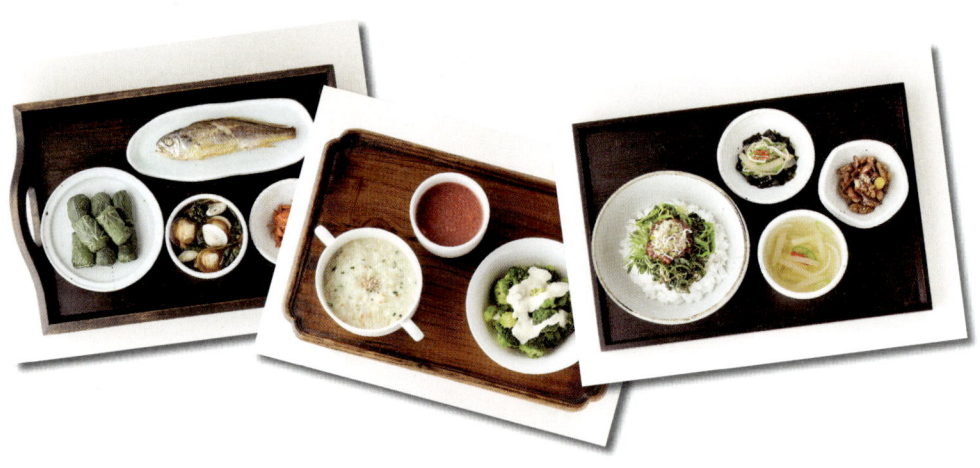

❖ 월요일 ❖

	메뉴	재료	1인량	전체 칼로리	1인분량칼로리
아침	채소스프	토마토	40	28	11.2
		홍피망	10	29	2.9
		양파	30	35	6.9
		토마토주스	30	23	6.9
		오이	25	13	3.3
		올리브오일	5	92.1	46.1
		파슬리	3	73	2.2
	바게트	구운 바게트	60	290	174.0
	사과	사과 1/2개	100	49	49.0
					306.1
티타임	볶은호두를 띄운 하수오차 (두충차)	하수오	30	296	88.8
		호두	5	626	31.3
					120.1
점심	쌀밥	쌀밥	140	146	204.4
	시금치국	시금치	60	33	19.8
		된장	5	142	7.1
		국멸치	3	303	9.1
	쇠고기장조림	쇠고기(채끝)	50	126	6.0
		마늘	10	146	14.6
		간장	10	42	4.2
		설탕	2	387	7.7
		후추	0.1	311	0.3
	표고버섯볶음	생표고버섯	40	42	16.8
		양파	10	35	3.5
		당근	10	37	3.7
		피망	10	23	2.3
		참기름	1	920	9.2
		마늘	1	146	1.5
		파	1	33	0.3
		건미역	5	203	10.2
		식용유	10	920	92.0
		설탕	5	387	19.4
	배추김치	배추김치	60	29	17.4

간식	달걀	삶은 달걀 1개	80	158	126.4
저녁	현미밥	흰쌀	120	146	175.2
		현미	20	153	30.6
	호박과 두부를 넣은 된장찌개	호박	30	32	9.6
		두부	50	94	47.0
		양파	15	3	0.5
		풋고추	5	29	1.5
		대파	5	33	1.7
		국멸치	3	303	9.1
		된장	15	142	21.3
		고춧가루	0.5	366	1.8
		마늘	1	146	1.5
	고등어구이	고등어	100	183	183.0
		식용유	10	920	92.0
	간장돼지고기	돼지고기(안심)	80	223	178.4
		달걀	15	158	23.7
		빵가루	7	372	26.0
		땅콩	5	577	28.9
		오렌지주스	50	41	20.5
		녹말가루	3	339	10.2
		물엿	5	351	17.6
		간장	2	42	0.8
	완자조림	도라지	40	56	22.4
		오이	20	13	2.6
		참깨	0.5	574	2.9
		식초	3	11	0.3
		고추장	3	125	3.8
		고춧가루	1	366	3.7
		파	5	33	1.7
		마늘	1	146	1.5
		설탕	2	387	7.7
	열무김치	열무김치	60	31	18.6
					946.1
총					2005.2

❖ 화요일 ❖

	메뉴	재료	1인량	전체 칼로리	1인분량칼로리
아침	당근과 오이 양상추를 넣은 채소샐러드	양상추	20	11	2.2
		당근	10	37	3.7
		오이	10	13	1.3
		치커리	5	23	1.2
		청경채	5	17	0.9
		체리토마토	10	28	2.8
		프렌치드레싱	15	447	67.1
	모닝롤	소프트롤	60	279	167.4
	오렌지주스	오렌지주스	200	41	82.0
					328.6
티타임	구기자차	구기자차	20	328	65.6
점심	쌀밥	흰쌀	160	146	233.6
	순두부찌개	순두부	80	42	33.6
		돼지고기(안심)	10	223	22.3
		바지락	20	68	13.6
		애호박	20	32	6.4
		풋고추	5	29	1.5
		홍고추	3	53	1.6
		대파	5	33	1.7
		식용유	2	920	18.4
		고춧가루	2	366	7.3
		참기름	3	920	27.6
	닭가슴살냉채	닭가슴살	50	237	118.5
		오이	30	13	3.9
		당근	20	37	7.4
		달걀	40	158	63.2
		겨자분	1	376	3.8
		식초	2	11	0.2
		설탕	2	387	7.7
	가지볶음	가지	80	93	74.4
		참기름	1	920	9.2
		참깨	0.5	574	2.9
		고춧가루	1	366	3.7

	가지볶음	파	5	33	1.7
		마늘	1	146	1.5
		간장	3	42	1.3
	총각김치	총각김치	60	45	27.0
					694
간식	검은깨엿	검은깨엿	30	325	97.5
저녁	잡곡밥	흰쌀	120	146	175.2
		검정콩	20	413	82.6
	두부새우젓찌개	두부	60	94	56.4
		새우젓	15	134	20.1
		호박	50	32	16.0
		양파	30	35	10.5
		고춧가루	1	366	3.7
		파	20	33	6.6
		마늘	2	146	2.9
	소고기꼬치구이	소고기(안심)	60	143	85.8
		가래떡	40	240	96.0
		은행	10	165	16.5
		잣가루	3	634	19.0
		참기름	1	920	9.2
		파	10	33	3.3
		마늘	2	146	2.9
		간장	4	42	1.7
		설탕	2	387	7.7
		후추	0.1	311	0.3
	냉이무침	냉이	60	52	31.2
		참기름	1	920	9.2
		참깨	0.5	574	2.9
		실파	8	29	2.3
		마늘	2	146	2.9
	다시마쌈	다시마	60	189	113.4
		고추장	20	125	25.0
	배추김치	배추김치	60	29	17.4
					820.7
총					2006.4

🌸 수요일 🌸

	메뉴	재료	1인량	전체 칼로리	1인분량칼로리
아침	호두죽	호두	30	626	187.8
		불린 쌀	50	146	73
		소금	0	0	0.0
		물	0	0	0.0
					260.8
티타임	검은콩우유	검은콩우유	200	55	110.0
점심	우거지갈비탕	흰쌀	140	146	204.4
		우거지	60	32	19.2
		갈비(수입)	80	357	285.6
		무	30	33	9.9
		대파	10	33	3.3
		된장	15	142	21.3
		마늘	5	146	7.3
	두부부침	두부	80	94	75.2
		식용유	10	920	92.0
	꼬막무침	꼬막	100	81	81.0
		고추분	0.5	366	1.8
		참깨	0.5	574	2.9
		참기름	0.5	920	4.6
		실파	5	29	1.5
		마늘	1	146	1.5
		간장	3	42	1.3
	깍두기	깍두기	60	40	24.0
간식	생채소샐러드	양상추	20	11	2.2836.8
		치커리	5	23	1.2
		청피망	5	23	1.2
		샐러리	5	37	1.9
		체리토마토	10	28	2.8
		이탈리안드레싱	15	480	72.0
					81.3
저녁	현미밥	흰쌀	120	146	175.2
		현미	20	153	30.6
	버섯찌개	새송이버섯	15	37	5.6
		느타리버섯	15	33	5.0

저녁	버섯찌개	표고버섯	15	42	6.3
		팽이버섯	15	33	5.0
		쇠고기(양지)	15	193	29.0
		두부	40	94	37.6
		미나리	5	18	0.9
		달걀	20	158	31.6
		고추장	10	125	12.5
		고춧가루	0.5	366	1.8
		파	10	33	3.3
		마늘	1	146	1.5
		간장	1	42	0.4
	꽁치소금구이	꽁치	100	165	165.0
		식용유	10	920	92.0
	연근조림	연근	40	38	15.2
		물엿	7	351	24.6
		식용유	2	920	18.4
		흑임자	1	584	5.8
		간장	10	42	4.2
	쑥갓나물	쑥갓	60	21	12.6
		참기름	1	920	9.2
		참깨	0.5	574	2.9
		마늘	0.5	146	0.7
		파	1	33	0.3
		간장	1	42	4.2
	배추김치	배추김치	60	29	17.4
					715
총					2003.9

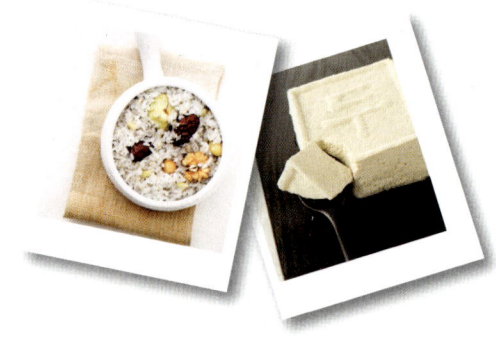

❖ 목요일 ❖

	메뉴	재료	1인량	전체 칼로리	1인분량칼로리
아침	검은깨죽	흑임자	30	626	187.8
		불린 쌀	50	146	73
		소금		0	0.0
		물	0	0	0.0
					260.8
티타임	녹차	녹차 1티백	200	55	110.0
점심	쌀밥	흰쌀	140	140	140
	다시마무국	건다시마	5	189	9.5
		무	6	33	2.0
		파	10	33	3.3
		마늘	1	146	1.5
		간장	2	42	0.8
		다시멸치	5	3.3	15.2
	돼지고기 부추잡채	당면	25	352	88.0
		부추	20	31	6.2
		양파	15	35	5.3
		돼지고기(안심)	30	223	66.9
		식용유	10	920	9.2
		참기름	1	920	9.2
		참깨	1	574	5.7
		파	5	33	1.7
		마늘	3	146	4.4
		간장	124	42	5.0
		후추	1	311	3.1
	콩샐러드	감자	100	81	81.0
		달걀	0.5	366	1.8
		완두콩	0.5	574	2.9
		땅콩	0.5	920	4.6
		아몬드	5	29	1.5
		마요네즈	1	146	1.5
		설탕	3	42	1.3
	무말랭이	무말랭이	15	387	30.6
		미나리	10	18	1.8
		참기름	1	920	9.2
		참깨	0.5	574	2.9

점심	무말랭이	물엿	0.5	351	1.8
		고추분	1	366	3.7
		파	5	33	1.7
		마늘	1	146	1.5
	김치	김치	60	29	17.4
					931.7
간식	꿀을 넣은 사과조림	사과	100	49	49.0
		꿀	50	294	147.0
					196.0
저녁	완두콩밥	흰쌀	120	146	175.2
		완두콩	20	120	24.0
	당근과 호박을 넣은 오징어찌개	오징어	80	95	76.0
		쇠고기(양지)	20	193	38.6
		무	30	33	9.9
		호박	20	32	6.4
		쑥갓	10	21	2.1
		고추장	15	125	18.8
	메추리알조림	메추리알	80	166	132.8
		간장	10	42	4.2
	도토리묵김무침	도토리묵	60	48	28.8
		김	0.5	272	1.4
		참기름	1	920	9.2
		참깨	0.5	584	2.9
		고춧가루	0.5	366	1.8
		파	5	33	1.7
		마늘	1	146	1.5
		간장	5	42	2.1
	참나물무침	참나물	60	87	52.2
		참깨	0.5	146	1.5
		마늘	0.5	146	0.7
		파	2	33	0.7
		간장	2	42	0.8
	열무김치	열무김치	60	31	18.6
					622.5
총					2009.5

❖ 금요일 ❖

	메뉴	재료	1인량	전체 칼로리	1인분량칼로리
아침	우유	우유(팩)	200	59	118.0
	통밀빵	통밀빵	80	265	212.0
티타임	오렌지주스	오렌지주스	200	41	82.0
점심	감자수제비	밀가루	80	368	294.4
		녹밀가루	10	339	33.9
		감자	60	84	50.4
		애호박	20	32	6.4
		대파	5	33	1.7
	미나리무침	미나리	30	18	5.4
		무	30	33	9.9
		참기름	0.5	920	4.6
		참깨	0.5	574	2.9
		식초	3	11	0.3
		고춧가루	1	366	3.7
		실파	2	29	0.6
		마늘	1	146	1.5
		설탕	2	387	7.7
	땅콩장아찌	껍질땅콩	40	567	226.8
		간장	5	42	2.1
		물엿	5	351	17.6
		식용유	2	920	18.4
		다시국물	3	303	9.1
간식	해바라기씨	해바라기씨	30	611	183.3
저녁	현미밥	찹쌀	120	146	175.2
		현미	20	153	30.6
	쇠고기전골	쇠고기(안심)	40	143	57.2
		두부	40	94	37.6
		팽이버섯	10	33	3.3
		배추	30	16	4.8
		미나리	5	18	0.9
		실파	5	29	1.5
		고추장	10	1125	12.5
		고춧가루	1	366	3.7
		파	10	33	3.3
		마늘	2	146	2.9
		후추	0.1	311	0.3

저녁	표고버섯전	밀가루	20	368	73.6
		표고버섯	20	42	8.4
		쑥갓	3	21	0.6
		홍고추	2	53	1.1
		식용유	5	920	46.0
	미역초무침	물미역	60	203	121.8
		오이	30	13	3.9
		참깨	0.5	574	2.9
		파	3	33	1.0
		마늘	1	146	1.5
		설탕	2	387	7.7
		식초	4	11	0.4
	오이소박이	오이	60	13	7.8
		고춧가루	3	366	11.0
		설탕	1	387	3.9
		마늘	2	146	2.9
	배추김치	배추김치	60	29	17.4
					671
총					2009.1

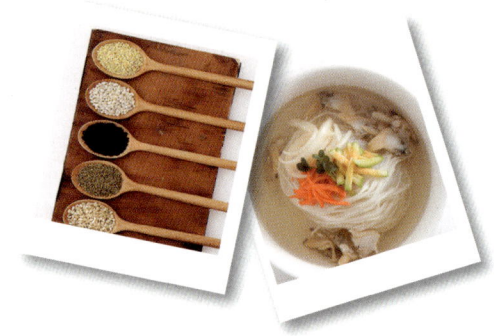

❖ 토요일 ❖

	메뉴	재료	1인량	전체 칼로리	1인분량칼로리
아침	토마토주스	토마토주스	200	23	46.0
	건포도베이글	건포도베이글 1/2개	40	297	118.8
	치킨샐러드	닭가슴살	30	237	71.1
		양상추	20	11	2.2
		청경채	10	17	1.7
		피망	5	23	1.2
		치즈	5	3.7	15.4
		달걀	20	158	31.6
		사우전아일랜드 드레싱	15	389	58.4
티타임	다즐링차	다즐링(홍차)	150	30	45.0
점심	현미밥	흰쌀	120	146	175.2
		현미	20	153	30.6
	아욱국	아욱	60	40	24.0
		된장	10	142	14.2
		국멸치	5	202	15.2
	달걀찜	달걀	70	158	110.6
		실파	3	29	0.9
		당근	5	37	1.9
	풋고추를 넣은 멸치볶음	잔멸치	15	239	35.85
		풋고추	20	29	5.8
		식용유	5	920	46
		간장	5	42	2.1
		물엿	5	351	17.55
		설탕	5	387	19.35
	시금치무침	시금치	60	33	19.8
		참기름	1	920	9.2
		참깨	0.5	574	2.9
		마늘	0.5	146	0.7
		파	2	33	0.7
		간장	2	42	0.8
	김치	김치	60	29	17.4
					550.7
간식	딸기 약간	딸기	200	27	54.0
저녁	오곡밥	흰쌀	50	146	73.0
		찹쌀	40	363	145.2

저녁	오곡밥	수수	20	365	73.0
		차조	10	312	31.2
		팥	20	336	67.2
	동태매운탕	동태	80	103	82.4
		무	30	33	9.9
		양파	20	35	7.0
		쑥갓	10	21	2.1
		고추장	15	125	18.8
		고춧가루	1	366	3.7
		파	10	33	3.3
		마늘	1	146	1.5
	두부김치	김치	60	29	17.4
		돼지고기(안심)	30	223	66.9
		두부	60	94	56.4
		파	5	33	1.7
		마늘	2	146	2.9
		생강	2	68	1.4
		설탕	2	387	7.7
	호박전	밀가루	20	368	73.6
		호박	30	32	9.6
		부추	5	31	1.6
		식용유	5	920	46.0
		달걀	15	158	23.7
	총각김치	총각김치	60	45	27.0
	검은콩술 1잔	검은콩	20	413	82.6
		소주	50	142	71.0
					1007.8
총					2003.9

❀ 일요일 ❀

	메뉴	재료	1인량	전체 칼로리	1인분량칼로리
아침	현미밥	흰쌀	120	146	175.2
		현미	20	153	30.6
	미역국	건미역	5	203	10.2
		다시멸치	3	303	9.1
		참기름	2	920	18.4
		마늘	1	146	1.5
		간장	2	42	0.8
	갈치구이	갈치	80	149	119.2
		식용유	10	920	92.0
	호두마늘조림	호두	20	626	125.2
		마늘	20	146	29.2
		간장	5	42	2.1
		설탕	5	387	19.4
		다시국물	3	303	9.1
	김구이	김	2	272	5.4
		참기름	1	920	9.2
	배추김치	배추김치	60	29	17.4
					674
티타임	오디차	오디	30	67	20.1
점심	채소와 아보카도를 넣은 김밥	흰쌀	80	146	116.8
		김밥김	2	272	5.4
		아보카도	30	191	57.3
		오이	15	13	2.0
		당근	10	37	3.7
		우엉채	10	88	8.8
		달걀	20	158	31.6
		깻잎	2	40	0.8
		단무지	15	18	2.7
	팽이버섯국	팽이버섯	10	42	4.2
		된장	5	142	7.1
		다시멸치	3	303	9.1
		마늘	1	146	1.5
		오이피클	40	14	5.6
					256.6
간식	찐 단호박	단호박	200	60	120.0

저녁	강낭콩밥	흰쌀	120	146	175.2
		강낭콩	20	357	71.4
	청국장찌개	청국장	30	200	60.0
		쇠고기(양지)	15	193	29.0
		두부	40	94	37.6
		무	20	33	6.6
		김치	30	29	8.7
		고추분	1	366	3.7
		파	5	33	1.7
		마늘	2	146	2.9
		후추	0.1	311	0.3
		다시멸치	3	303	9.1
	삶은 돼지고기	돼지고기(안심)	80	223	178.4
	풋고추	풋고추	15	29	4.4
	각종쌈	상추	10	16	1.6
		깻잎	5	40	2.0
		쌈케일	10	30	3.0
		양배추	20	25	5.0
		다시마	20	189	37.8
	쌈장	된장	15	142	21.3
		고추장	5	125	6.3
		참기름	2	920	18.4
	오이	오이	30	13	3.9
	당근	당근	20	37	7.4
	북어양념구이	북어	50	290	145.0
		식용유	2	920	18.4
		참기름	2	920	18.4
		고추장	5	125	6.3
		설탕	3	387	11.6
		마늘	2	146	2.9
		실파	5	29	1.5
	파김치	파김치	60	55	33.0
					932.8
총					2003.5

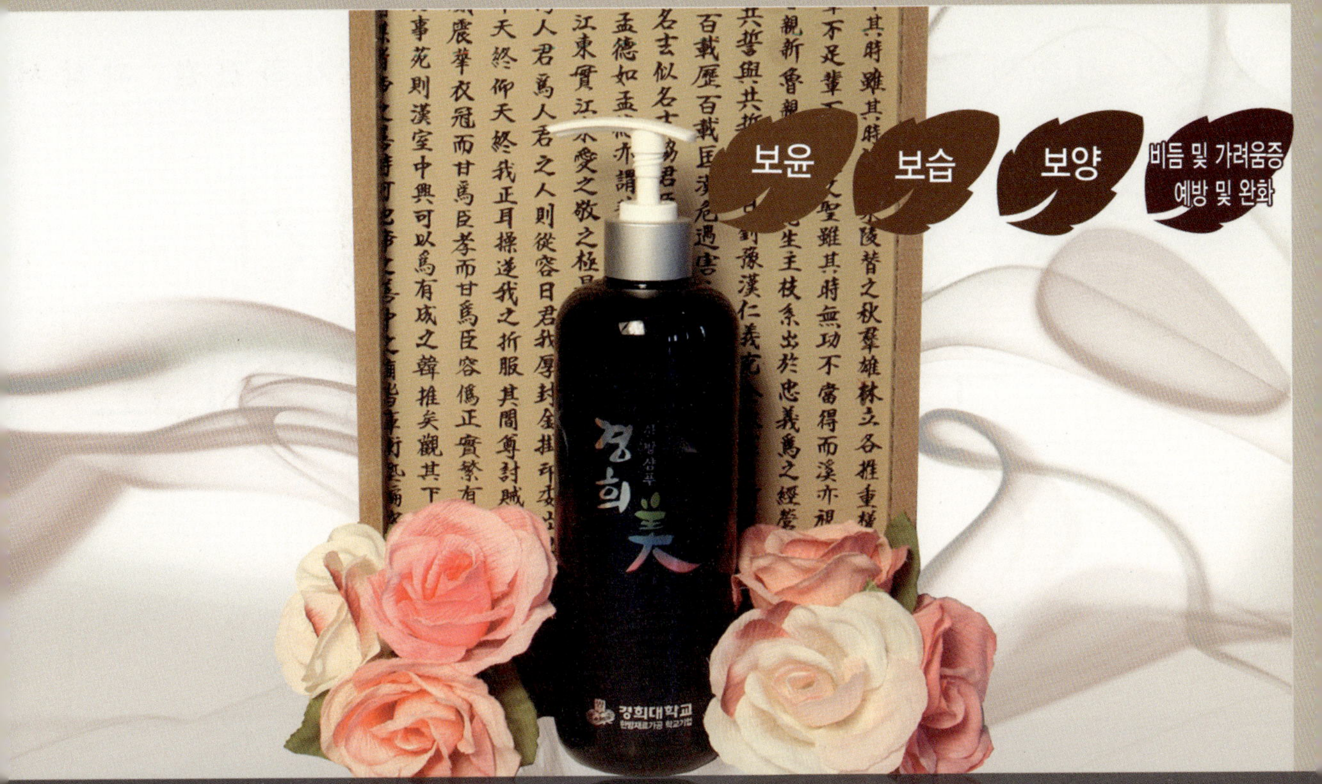

보윤 보습 보양 비듬 및 가려움증 예방 및 완화

현대한방과학을 적용, 피부 침투력과 피부보호 효과를
상승시킨, 아름다운 모발을 위한 프리미엄 한방샴푸

경희대학교 한방재료가공 학교기업 연구결과물!
한방처방을 현대에 맞게 재구성하여
생리활성화 효과 및 효능도 검증하였습니다.

보윤, 보습, 보양, 비듬 가려움증 완화!
한방성분이라 두피흡수가 빠르고 외부로부터
두피보호 효과가 탁월합니다.

한방성분이 함유된 자연친화형 샴푸!
인공향, 인공색소를 첨가하지 않은 순수
천연한방원료만 사용한 친환경 샴푸입니다.

경희美한방샴푸, 이런 분들께 권합니다!
- 각종 스트레스로 인해 모발이 약해지신 분
- 퍼머나 염색 드라이를 자주하시는 분
- 머리 숱이 적거나 머리가 많이 빠지시는 분
- 두피에 염증 등 트러블이 심하신 분
- 두피가 간지럽고 비듬이 많은 분

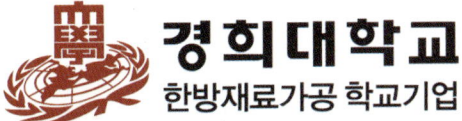

경기도 용인시 기흥구 서천동 1번지
소비자상담실 : 031-273-6323
홈페이지 : http://hanbang.khu.ac.kr

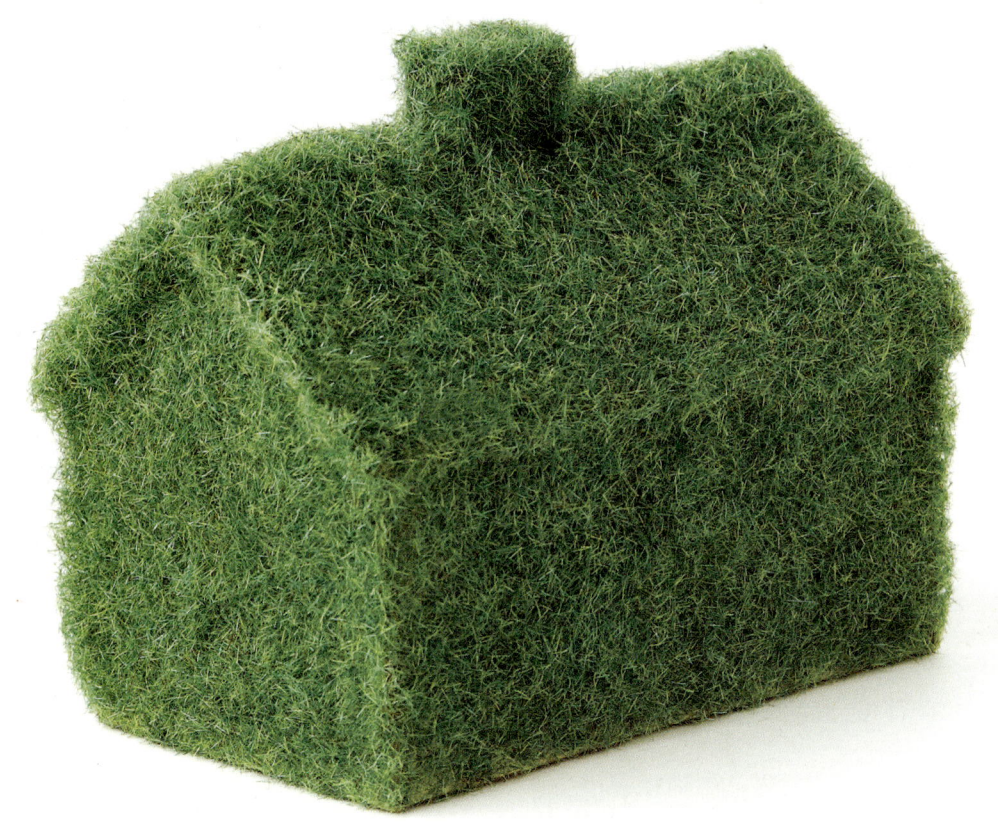